应考掌中宝

温病学速记

主　编　马　健

副主编　祁明明　瞿昊晔

编　委　王月娇　王淑敏　孔　悦　史江峰
　　　　李佳佳　杨星君　邵　靖　陶　翔

U0334510

中国中医药出版社
·北京·

图书在版编目(CIP)数据

温病学速记/马健主编.—北京:中国中医药出
版社,2015.11
(应考掌中宝)
ISBN 978-7-5132-2754-4

Ⅰ.①温… Ⅱ.①马… Ⅲ.①温病学说-医学院校-
自学参考资料 Ⅳ.①R254.2

中国版本图书馆 CIP 数据核字(2015)第 207898 号

中国中医药出版社出版
北京市朝阳区北三环东路 28 号易亨大厦 16 层
邮政编码 100013
传真 010 64405750
廊坊市晶艺印务有限公司印刷
各地新华书店经销

＊

开本 889×1194 1/64 印张 3.25 字数 104 千字
2015 年 11 月第 1 版 2015 年 11 月第 1 次印刷
书号 ISBN 978-7-5132-2754-4

＊

定价 12.00 元
网址 www.cptcm.com

前 言

为了帮助中医药院校考生学习、复习和应考,我们在全国中医药院校遴选了具有丰富的专业教学经验以及相关考试辅导和培训经验的一线教师,编写了本套"应考掌中宝"丛书。本丛书以全国中医药行业高等教育"十二五"规划教材及其教学大纲为基础,结合编者们在各自日常专业教学及各种相关考试辅导和培训中的经验,并参照研究生入学、临床执业医师资格等考试的要求编写而成。是对教材全部考点进行系统归纳的一套便携式学习、应考用书。本丛书的编写顺序与教材的章节顺序基本相同,可以为中医药院校本科生、专科生、中医药成人教育学生、中医执业医师资格考试人员及其他学习中医药的人员同步学习和复习提供帮助,使学习、应考者能快速掌握学习重点、复习要点和考试难点。

本丛书包括《中医基础理论速记》《中医诊断学速记》《中药学速记》《方剂学速记》《针灸穴位速记》《推拿学速记》《内经速记》《伤寒论速记》《金匮要略速记》《温病学速记》《正常人体解剖学速记》《生理学速记》和《生物化学速记》等 13 个分册。本丛书具有以下特点：① 内容简明直观，高频考点全覆盖；② 重要考点归纳到位，符合记忆和复习规律；③ 浓缩精华，其"短、平、快"的形式和"精、明、准"的内容结合完美。方便考生在短时间内把握考试精髓，抓住常考点和必考点，稳而准地拿到高分，顺利通过考试。

中国中医药出版社

2015 年 2 月

编写◦说明

　　温病学是研究温病的发生、发展规律、诊治和预防方法的学问,既具有临床学科特点,广泛运用于指导温病的诊治;又具有基础学科的属性,其卫气营血和三焦辨治思路和方法是临床各科的重要基础,被视为中医"四大经典"之一。本书以全国中医药行业高等教育"十二五"规划教材《温病学》为蓝本,以高等中医药院校中医学专业本科教学大纲为基础,结合编者在各自日常专业教学及各种相关考试辅导和培训中的经验,并参照研究生入学、临床执业医师资格等考试的要求进行编写。编写内容以课程体系中的知识点为中心,设立【重点直达】【释难解疑】与【记忆小站】栏目,必须掌握的知识点归入【重点直达】,较难理解的,以及需要鉴别的知识点归入【释难解疑】,需要记忆的知识点,以及应掌握的概念归入【记忆小站】。全书通过示意图、表格等形式,简明扼要、深入浅出、提纲挈领地对本课程需要重点掌握的知识点进行提炼与浓缩,以便于学习者对已学过的知识进行复习、巩固与强化,为检测学习效果、参加各类考试提供便利。

马 健

2015 年 8 月 28 日

目○录

上 篇

第一章 绪 论 ……………………………… 1

【重点直达】 ………………………………… 1

1. 温病学形成与发展的 4 个阶段 ………… 1

2. 刘完素 ………………………………… 2

3. 王履 …………………………………… 2

4. 吴又可 ………………………………… 3

5. 叶天士 ………………………………… 3

6. 薛生白 ………………………………… 4

7. 吴鞠通 ………………………………… 4

8. 王孟英 ………………………………… 5

【释难解疑】 ………………………………… 5

　　伤寒学派与温病学派之争 ·············· 5
【记忆小站】 ····························· 6
　　1. 温病学 ····························· 6
　　2. 温病四大家 ························· 6
第二章　温病的概念 ····················· 7
【重点直达】 ····························· 7
　　1. 温病的特点 ························· 7
　　2. 温病的命名依据 ··················· 8
　　3. 温病分类的依据 ··················· 8
【释难解疑】 ····························· 8
　　1. 温病的中医病种范围 ··············· 8
　　2. 温病与西医病名的关系 ············· 8
　　3. 温热类温病和湿热类温病比较 ······· 9
　　4. 温病与伤寒的区别与联系 ·········· 10
　　5. 温病与温疫的区别与联系 ·········· 10
　　6. 温病与温毒的区别与联系 ·········· 11
【记忆小站】 ···························· 11
　　1. 温病 ···························· 11
　　2. 新感温病 ························· 11
　　3. 伏邪温病 ························· 12
　　4. 新感引动伏气 ····················· 12
　　5. 时行之气 ························· 12

第三章 温病的病因与发病…………………………… 13

【重点直达】………………………………………… 13

1. 温邪致病的共同特性 ……………………… 13

2. 风热病邪的致病特点 ……………………… 13

3. 暑热病邪的致病特点 ……………………… 14

4. 暑湿病邪的致病特点 ……………………… 15

5. 湿热病邪的致病特点 ……………………… 15

6. 燥热病邪的致病特点 ……………………… 16

7. 温热病邪的致病特点 ……………………… 16

8. 温毒病邪的致病特点 ……………………… 17

9. 疠气的致病特点 …………………………… 17

10. 温病的发病类型 ………………………… 18

【释难解疑】………………………………………… 18

1. 温病病因的实质及其意义 ……………… 18

2. 暑湿病邪 …………………………………… 18

3. "伏寒化温"与温热病邪 ……………… 19

4. 新感温病与伏邪温病的比较 ………… 19

5. 对暑邪与湿邪关系的认识 …………… 20

【记忆小站】………………………………………… 20

1. 温病常见病因及致病特点简表 ……… 20

2. 温邪 ………………………………………… 21

3. 伏寒化温 …………………………………… 21

4. 天受 21

5. 传染 22

6. 邪伏少阴 22

7. 邪舍营分 22

第四章　温病的辨证 23

【重点直达】 23

1. 卫分证的证候与病机 23

2. 气分证的证候与病机 23

3. 营分证的证候与病机 24

4. 血分证的证候与病机 24

5. 卫气营血证候的相互传变 24

6. 邪在上焦的证候与病机 25

7. 邪在中焦的证候与病机 26

8. 邪在下焦的证候与病机 27

9. 三焦证候的传变 28

【释难解疑】 28

1. 卫气营血证候的相互关系 28

2. 影响卫气营血传变的因素 29

3. 三焦证候的相互关系 29

4. 三焦证候的转归 30

5. 卫气营血辨证与三焦辨证的联系 30

6. 卫气营血辨证与三焦辨证的区别 31

7. 卫气营血辨证与三焦辨证的相辅应用

　　　　　　　　　　　　　　　　 ·········· 32

【记忆小站】········· 33

　1. 卫气营血辨证表 ········· 33

　2. 三焦辨证表 　34

第五章　温病常用诊法········· 36

【重点直达】········· 36

　1. 辨舌的临床意义 ········· 36

　2. 辨白苔 ········· 36

　3. 辨黄苔 ········· 37

　4. 辨灰、黑苔 ········· 37

　5. 辨红舌 ········· 38

　6. 辨绛舌 ········· 38

　7. 辨紫舌 ········· 38

　8. 辨舌态 ········· 39

　9. 验齿 ········· 39

　10. 辨斑疹 ········· 40

　11. 辨白痦 ········· 41

　12. 辨发热 ········· 42

　13. 辨汗出异常 ········· 43

　14. 辨口渴 ········· 45

　15. 辨神志异常 ········· 45

16. 辨痉 •••••••••••••••••••••••••••••• 47

17. 辨出血 48

18. 辨厥脱 48

【释难解疑】•••••••••••••••••••••••••••• 49

1. 斑与疹的鉴别 49

2. 斑疹"宜见而不宜见多"的意义 •••••••••• 50

【记忆小站】•••••••••••••••••••••••••••• 50

1. 湿遏热伏 50

2. 战汗 50

3. 金囚木旺 50

4. 白痦 50

第六章　温病的治疗••••••••••••••••••••• 51

【重点直达】•••••••••••••••••••••••••••• 51

1. 温病卫气营血治则 51

2. 温病三焦治则 •••••••••••••••••••••••• 52

3. 泄卫透表法的分类、作用及运用 •••••••• 52

4. 清解气热法的分类、作用及运用 •••••••• 53

5. 和解表里法的分类、作用及运用 •••••••• 53

6. 祛湿清热法的分类、作用及运用 •••••••• 54

7. 通下逐邪法的分类、作用及运用 •••••••• 54

8. 清营凉血法的分类、作用及运用 •••••••• 55

9. 开窍息风法的分类、作用及运用 •••••••• 55

10. 滋阴生津法的分类、作用及运用 ……… 56

11. 固脱救逆法的分类、作用及运用 ……… 56

【释难解疑】…………………………… 57

　1. 温病治法确立的依据 …………………… 57

　2. 泄卫透表法的运用要点 ……………… 57

　3. 清解气热法的运用要点 ……………… 58

　4. 和解祛邪法的运用要点 ……………… 58

　5. 祛湿清热法的运用要点 ……………… 58

　6. 通下逐邪法的运用要点 ……………… 59

　7. 清营凉血法的运用要点 ……………… 59

　8. 开窍息风法的运用要点 ……………… 60

　9. 滋阴生津法的运用要点 ……………… 60

　10. 固正救脱法的运用要点 ……………… 61

　11. 滋阴法在温病治疗中的重要意义 ……… 61

【记忆小站】…………………………… 61

　1. 分消走泄 ……………………………… 61

　2. 轻法频下 ……………………………… 62

　3. 宣表化湿 ……………………………… 62

　4. 分利湿邪 ……………………………… 62

　5. 轻清宣气 ……………………………… 62

　6. 透热转气 ……………………………… 62

　7. 开达膜原 ……………………………… 62

第七章　温病的预防 ···················· 63

　　【重点直达】 ······························· 63

　　　中医药特色的温病预防方法 ········ 63

　　【释难解疑】 ······························· 64

　　　1. 温病预防的重要意义 ··············· 64

　　　2. 古代对温病预防的认识 ··········· 64

　　【记忆小站】 ······························· 65

　　　1. 五疫 ···································· 65

　　　2. 预防 ···································· 65

　　　3. 恬惔虚无 ······························· 65

中　篇

第八章　温热类温病 ···················· 66

　第一节　风温 ······························· 66

　　【重点直达】 ······························· 66

　　　1. 风温的发病及病机演变 ··········· 67

　　　2. 风温的诊断依据 ··················· 67

　　　3. 风温的治则治法 ··················· 67

　　　4. 邪袭肺卫证的辨治 ················ 68

　　　5. 肺热炽盛的辨治 ··················· 68

　　　6. 痰热结胸证的辨治 ················ 70

7. 邪入阳明的辨治 ················ 70

8. 热入心包的辨治 ··············· 71

9. 正气外脱的辨治 ··············· 72

10. 余邪未净,肺胃阴伤的辨治 ········ 72

【释难解疑】················· 72

1. 风温的辨证要点 ············· 72

2. 银翘散与桑菊饮运用比较 ········ 73

3. 宣白承气汤与葛根黄芩黄连汤运用比较

················· 73

4. 麻杏石甘汤与千金苇茎汤运用比较 ····· 74

5. 白虎加人参汤与竹叶石膏汤运用比较

················· 74

6. 白虎汤运用的"四禁" ·········· 75

7. "热结旁流"与"肺热移肠"下利的辨治

················· 75

【记忆小站】················· 75

1. 内闭外脱 ················ 75

2. 逆传心包 ················ 76

3. 辛凉轻剂 ················ 76

4. 热结旁流 ················ 76

5. 热深厥深 ················ 76

第二节 春温················· 76

【重点直达】 •••••••••••••••••••••••••••••• 76

1. 春温的发病及病机演变 •••••••••••• 77

2. 春温的诊断依据 •••••••••••••••••••• 78

3. 春温的治则治法 •••••••••••••••••••• 78

4. 春温初发证的辨治 •••••••••••••••••• 79

5. 春温邪盛气分的辨治 •••••••••••••••• 80

6. 春温热炽营血的辨治 •••••••••••••••• 82

7. 春温阳气暴脱的辨治 •••••••••••••••• 83

8. 春温热盛动风的辨治 •••••••••••••••• 84

9. 热灼真阴的辨治 •••••••••••••••••••• 84

10. 邪留阴分的辨治 ••••••••••••••••••• 85

【释难解疑】 •••••••••••••••••••••••••••••• 86

1. 春温的辨证要点 •••••••••••••••••••• 86

2. 春温与风温的鉴别 •••••••••••••••••• 86

3. 黄芩汤加豆豉、玄参方与小柴胡汤运用
   比较 •••••••••••••••••••••••••••••• 87

4. 肺热发疹与卫营同病的比较 •••••••••• 87

5. 热盛动风与阴虚风动的比较 •••••••••• 88

6. 五加减承气汤的区别运用 •••••••••••• 88

7. 温病热郁少阳证与伤寒邪在少阳证的
   区别 •••••••••••••••••••••••••••••• 89

【记忆小站】 •••••••••••••••••••••••••••••• 90

1. 伏邪自发 ·················· 90

2. 新感引发 ·················· 90

3. 热闭心包 ·················· 90

4. 虚风内动 ·················· 90

5. 阳气暴脱 ·················· 90

第三节　暑温 ···················· 91

【重点直达】 ···················· 91

1. 暑温的发病及病机演变 ········· 91

2. 暑温的诊断依据 ············· 92

3. 暑温的治则治法 ············· 92

4. 暑温气分证的辨治 ··········· 92

5. 暑温营血分证的辨治 ········· 94

6. 暑温后期的辨治 ············· 96

【释难解疑】 ···················· 96

1. 对"夏暑发自阳明"的理解 ······ 96

2. 暑温的辨证要点 ············· 97

3. 对"暑病首用辛凉,继用甘寒,再用酸泄、
   酸敛"的理解 ·············· 97

4. 对"治暑之法,清心利小便最好"的理解

   ······················· 98

5. 王氏清暑益气汤与白虎加人参汤运用
   比较 ···················· 98

【记忆小站】 ……………………………………… 98

  1. 暑厥 ………………………………………… 98

  2. 暑痫 ………………………………………… 99

  3. 暑瘵 ………………………………………… 99

  4. 暑温 ………………………………………… 99

  5. 中暑 ………………………………………… 99

第四节　秋燥 …………………………………… 99

【重点直达】 …………………………………… 99

  1. 秋燥的发病及病机演变 ……………… 100

  2. 秋燥的诊断依据 ……………………… 100

  3. 秋燥的治则治法 ……………………… 100

  4. 秋燥邪犯肺卫的辨治 ………………… 101

  5. 秋燥邪在气分的辨治 ………………… 101

  6. 秋燥阴伤的辨治 ……………………… 103

【释难解疑】 …………………………………… 103

  1. 秋燥的辨证要点 ……………………… 103

  2. 对"上燥治气,中燥增液,下燥治血"
    治法的理解 …………………………… 104

  3. 治燥与治火的区别 …………………… 104

  4. 秋燥与风温的鉴别 …………………… 105

  5. 清燥救肺汤与麻杏石甘汤运用比较 … 105

  6. 肺燥肠热证与肺燥肠闭证的辨治 …… 106

【记忆小站】 …………………… 106

　1. 外燥 ……………………………… 106

　2. 上燥治气 ………………………… 106

　3. 中燥增液 ………………………… 106

　4. 下燥治血 ………………………… 107

第九章　湿热类温病 …………………… 108

　第一节　湿温 ……………………… 108

　【重点直达】 …………………… 108

　　1. 湿温的发病及病机演变 ……… 109

　　2. 湿温的诊断依据 ……………… 109

　　3. 湿温的治则治法 ……………… 110

　　4. 湿重于热的辨治 ……………… 110

　　5. 湿热并重的辨治 ……………… 112

　　6. 热重于湿的辨治 ……………… 113

　　7. 化燥入血的辨治 ……………… 114

　　8. 湿从寒化的辨治 ……………… 114

　　9. 湿温后期的辨治 ……………… 114

　【释难解疑】 …………………… 115

　　1. 湿温"内外合邪"的发病特点 … 115

　　2. 湿温的辨证要点 ……………… 116

　　3. 湿温初起的治疗禁忌 ………… 116

　　4. 藿朴夏苓汤与三仁汤运用比较 … 117

5. 湿热郁蒸,酿痰蒙闭心包与热闭心包

   的辨治 ·················· 117

6. 湿温病湿重于热与热重于湿的辨治 ······ 118

7. 对"治湿不利小便,非其治也"的理解

   ·················· 118

【记忆小站】 ·················· 119

1. 蒙上流下 ·················· 119

2. 流气化湿 ·················· 119

3. 湿土之气同类相召 ·················· 119

4. 分解湿热 ·················· 119

5. 湿阻清阳 ·················· 120

6. 湿遏气机 ·················· 120

7. 辛开苦降 ·················· 120

8. 实则阳明,虚则太阴 ·················· 120

9. 湿遏热伏 ·················· 120

第二节　暑湿 ·················· 120

【重点直达】 ·················· 120

1. 暑湿的发病及病机演变 ·················· 121

2. 暑湿的诊断依据 ·················· 121

3. 暑湿的治则治法 ·················· 122

4. 暑湿束表的辨治 ·················· 122

5. 暑湿困阻中焦的辨治 ·················· 122

6. 暑湿弥漫三焦的辨治 ·········· 123

7. 暑湿伤气的辨治 ·············· 123

8. 暑湿未净，蒙扰清阳的辨治 ·········· 123

【释难解疑】 ·················· 124

1. 卫分宣湿饮与新加香薷饮运用比较 ····· 124

2. 东垣清暑益气汤与王氏清暑益气汤运用
   比较 ···················· 124

3. 冒暑的辨治 ················ 125

4. 暑秽的辨治 ················ 126

【记忆小站】 ·················· 126

1. 暑湿 ··················· 126

2. 暑秽 ··················· 126

3. 冒暑 ··················· 126

第三节 伏暑 ·················· 126

【重点直达】 ·················· 126

1. 伏暑的发病与病机演变 ········· 127

2. 伏暑的诊断依据 ············· 128

3. 伏暑的治则治法 ············· 128

4. 伏暑初发的辨治 ············· 129

5. 伏暑邪在气分的辨治 ·········· 130

6. 伏暑热在营血的辨治 ·········· 131

7. 伏暑热瘀气脱的辨治 ·········· 132

8. 伏暑肾气亏损,固摄失职的辨治 ……… 132

【释难解疑】 ………………………… 132

1. 伏暑的发病特点 ………………… 132

2. 伏暑的辨证要点 ………………… 133

3. 银翘散去牛蒡子、玄参加杏仁、滑石方
   与黄连香薷饮运用比较 ………… 134

4. 暑湿夹滞阻结肠道与阳明腑实的辨治

   ……………………………………… 134

5. 对"轻法频下"的理解 …………… 135

【记忆小站】 ………………………… 135

1. 伏暑秋发 ………………………… 135

2. 冬月伏暑 ………………………… 135

3. 甘苦化阴 ………………………… 136

第十章   温毒类温病 ……………………… 137

第一节   大头瘟 ………………………… 137

【重点直达】 ………………………… 137

1. 大头瘟的发病及病机演变 ……… 137

2. 大头瘟的诊断依据 ……………… 137

3. 大头瘟的治则治法 ……………… 138

4. 大头瘟邪犯肺卫的辨治 ………… 138

5. 大头瘟毒壅肺胃的辨治 ………… 138

6. 大头瘟毒炽肺胃,邪壅肠腑的辨治 …… 139

7. 大头瘟胃阴耗伤的辨治 ………… 139

【释难解疑】 ……………………………… 140

  1. 大头瘟的辨证要点 ……………… 140

  2. 普济消毒饮中柴胡、升麻的运用 … 140

  3. 普济消毒饮中黄芩、黄连的运用 … 141

【记忆小站】 ……………………………… 141

  1. 大头瘟 …………………………… 141

  2. 痄腮 ……………………………… 141

第二节　烂喉痧 …………………………… 141

【重点直达】 ……………………………… 141

  1. 烂喉痧的发病及病机演变 ……… 142

  2. 烂喉痧的诊断依据 ……………… 142

  3. 烂喉痧的治则治法 ……………… 143

  4. 烂喉痧毒侵肺卫的辨治 ………… 143

  5. 烂喉痧毒壅气分的辨治 ………… 144

  6. 烂喉痧毒燔气营(血)的辨治 …… 144

  7. 烂喉痧余毒伤阴的辨治 ………… 144

【释难解疑】 ……………………………… 145

  1. 如何判断烂喉痧的顺逆 ………… 145

  2. 对"烂喉丹痧以畅汗为第一要义"的
    理解 ……………………………… 145

【记忆小站】 ……………………………… 145

1. 烂喉痧 ···························· 145

2. 肌肤丹痧 ························· 146

3. 畅汗 ······························ 146

第十一章 温疫类温病 ······· 147

第一节 温热疫 ··················· 147

【重点直达】 ···················· 147

1. 卫气同病的辨治 ·········· 147

2. 里热充斥三焦的辨治 ···· 147

3. 毒盛发斑的辨治 ·········· 148

4. 热陷厥阴的辨治 ·········· 148

5. 正气欲脱的辨治 ·········· 148

【释难解疑】 ···················· 149

升降散的配伍特点 ··········· 149

【记忆小站】 ···················· 149

温疫 ···························· 149

第二节 暑热疫 ··················· 150

【重点直达】 ···················· 150

1. 邪炽阳明的辨治 ·········· 150

2. 气血两燔的辨治 ·········· 150

3. 热毒蔓延脏腑的辨治 ···· 151

【释难解疑】 ···················· 151

清瘟败毒饮的配伍特点 ······ 151

【记忆小站】 ⋯⋯⋯⋯⋯⋯⋯ 152

　暑热疫 ⋯⋯⋯⋯⋯⋯⋯⋯⋯⋯ 152

第三节　湿热疫 ⋯⋯⋯⋯⋯⋯⋯⋯ 152

【重点直达】 ⋯⋯⋯⋯⋯⋯⋯ 152

　1. 邪遏膜原的辨治 ⋯⋯⋯⋯⋯⋯ 152

　2. 清浊相干的辨治 ⋯⋯⋯⋯⋯⋯ 153

　3. 疫困脾土的辨治 ⋯⋯⋯⋯⋯⋯ 153

　4. 正衰邪恋的辨治 ⋯⋯⋯⋯⋯⋯ 153

【释难解疑】 ⋯⋯⋯⋯⋯⋯⋯ 154

　达原饮的配伍特点 ⋯⋯⋯⋯⋯⋯ 154

【记忆小站】 ⋯⋯⋯⋯⋯⋯⋯ 154

　湿热疫 ⋯⋯⋯⋯⋯⋯⋯⋯⋯⋯ 154

下　篇

第十二章　叶天士《温热论》 ⋯⋯⋯ 155

【重点直达】 ⋯⋯⋯⋯⋯⋯⋯ 155

　1. 温病证治总纲(原文 1) ⋯⋯⋯⋯ 155

　2. 卫气营血病机的浅深层次(原文 8) ⋯⋯ 156

　3. 卫气营血治则(原文 8) ⋯⋯⋯⋯ 156

　4. 温病邪在肺卫的治法(原文 2) ⋯⋯ 156

　5. 温病与伤寒传变的区别(原文 2、3) ⋯⋯ 157

6. 温邪流连气分的治疗大法(原文 6) ⋯⋯ 157

7. 战汗的辨治(原文 6) ⋯⋯⋯⋯⋯⋯ 157

8. 邪留三焦的辨治(原文 7) ⋯⋯⋯⋯⋯ 158

9. 温病下法与伤寒下法的区别运用(原文 10) ⋯⋯⋯⋯⋯⋯⋯⋯⋯⋯⋯⋯⋯⋯ 159

10. 苦泄法与开泄法的区别运用(原文 11、12) ⋯⋯⋯⋯⋯⋯⋯⋯⋯⋯⋯⋯ 159

11. 湿热致病特点及治疗大法(原文 9) ⋯⋯⋯⋯⋯⋯⋯⋯⋯⋯⋯⋯⋯⋯⋯ 159

12. 温邪陷入营血的主证与治法(原文 4) ⋯⋯⋯⋯⋯⋯⋯⋯⋯⋯⋯⋯⋯⋯⋯ 160

【释难解疑】 ⋯⋯⋯⋯⋯⋯⋯⋯⋯⋯ 161

1. 战汗与脱汗的鉴别(原文 6) ⋯⋯⋯ 161

2. 邪留三焦与伤寒少阳证的鉴别(原文 7) ⋯⋯⋯⋯⋯⋯⋯⋯⋯⋯⋯⋯⋯⋯⋯ 161

3. 温病救阴与通阳(原文 9) ⋯⋯⋯⋯ 162

4. 斑出热不解的原因与治法(原文 5) ⋯⋯ 162

5. "先安未受邪之地"的含义(原文 5) ⋯⋯ 162

【记忆小站】 ⋯⋯⋯⋯⋯⋯⋯⋯⋯⋯⋯ 163

第十三章 薛生白《湿热病篇》 ⋯⋯⋯⋯ 164

【重点直达】 ⋯⋯⋯⋯⋯⋯⋯⋯⋯⋯⋯ 164

1. 湿热病提纲(原文 1) ⋯⋯⋯⋯⋯⋯ 164

2. 湿热邪在卫表辨治(原文 2、3、21) ……… 165

3. 邪在上焦辨治(原文 18、31) …………… 165

4. 邪在中焦辨治(原文 8、10、12、13、37)

　　　……………………………………… 166

5. 邪在下焦辨治(原文 11、29) …………… 166

6. 湿热病善后调理(原文 9、19、22、27、28)

　　　……………………………………… 167

【释难解疑】………………………………… 167

1. "阴湿"与"阳湿" ……………………… 167

2. 湿热病的"正局"与"变局" …………… 168

3. 对"主客浑受"的理解 ………………… 168

【记忆小站】………………………………… 168

第十四章　吴鞠通《温病条辨》选 ……… 169

【重点直达】………………………………… 169

1. 温病的概念及范围(上焦篇 1) ……… 169

2. 温病三焦治则(卷四·杂说) ………… 170

3. 上焦温病辨治 ………………………… 170

4. 中焦温病辨治 ………………………… 173

5. 下焦温病辨治(下焦篇 1、11、12、13、14、

　　15、16、36) ………………………… 175

【释难解疑】………………………………… 176

1. 白虎汤运用的"四禁"(上焦篇 9) …… 176

2. 温病忌汗(上焦篇 16) ·················· 176

3. 湿温初起治禁(上焦篇 43) ············· 176

4. 中焦温病治禁(中焦篇 23、30、31) ····· 177

5. 下焦温病治禁(下焦篇 17) ············· 177

　【记忆小站】 ··································· 177

上○篇

第一章　绪　论

【重点直达】

掌握温病学的定义。熟悉战国至晋唐时期医家对温病病因、证候和治疗的论述;宋、金元时代医家对温病学理论和治疗的重大发展。掌握明清时期吴又可、叶天士、薛生白、吴鞠通、王孟英等代表性温病学家在温病学方面的主要贡献。

1. 温病学形成与发展的4个阶段

萌芽阶段(战国至晋唐时期)——提出了温病病名,在概念上将温病隶属于伤寒范畴,对温病的论述散见而无专著。

成长阶段(宋金元时期)——更加关注温病与伤寒的区别,在临床实践中发现采用伤寒的治法方药治疗温病的弊端,逐步从理论、治法、方药等方面进行变革,创立新说,推进温病从伤寒体系中的分化进程。

形成阶段(明清时期)——众多的医家在总结、继承前人有关温病的理论和经验的基础上,结合各自的实践体会,对温病学的多个领域进行了开拓性的深入研究,形成了大量的温病学专著,在温病的病因、发病、辨证、诊断方法,以及治法方药诸方面不断丰富和发展,形成了较为完整的温病学理论体系,使之成为一门独立的学科。

近现代研究与发展——温病学有了新的发展。温病学随着中医事业的发展而不断取得新的成就。

2. 刘完素

金元四大家之一,其主要学术贡献如下。

创新论——六气皆从火化,"六经传受,由浅至深,皆是热证"

立新法——治以寒凉清热法为主,法当表里双解

订新方——制双解散、防风通圣散、凉膈散等辛散解表、寒凉清里的表里双解剂

3. 王履

元代医家,代表著作为《医经溯洄集》。吴鞠通称其"始能脱却伤寒,辨证温病"。

温病不得混称伤寒——正名
温病为里热外达——病机
治疗以清里热为主——治疗

4. 吴又可

明代医家,著第一部温疫学专著——《温疫论》。

病因:杂气
  杂气非风、非寒、非暑、非湿,其致病甚者称"疠气"
  为病颇重,众人触之即病
  致病具特异性,"人病而禽兽不病""各随其气而为诸病""专入某脏腑经络"

病机:邪自口鼻而入。始客于膜原,邪溃则有九种传变,大凡不出表里之间

治疗:强调逐邪,创疏利透达之法

5. 叶天士

清代著名温病学家,名桂,号香岩。被称为"温热大师"。代表作为《温热论》。

阐明了温病的发生发展规律——新感温病病因是温邪,感邪途径从口鼻而入,首犯部位为手太阴肺,其传变有逆传和顺传两种形式

创立了温病卫气营血辨证纲领——阐明温病病机变化及其辨证论治规律

发展丰富了温病的诊断方法——舌诊、验齿、辨
斑疹白㾦

6. 薛生白

清代著名温病学家,名雪,号一瓢,代表作是《湿热
病篇》。

系统阐述了湿热病特点——对湿热病的病因、病
机、辨证论治作了较全面、系统的论述

详细辨析湿热病证治——尤其是对湿热之邪在上、
中、下三焦的辨证、治疗和具体方药进行了条分缕
析的论述,进一步充实和丰富了温病学内容

7. 吴鞠通

清代著名温病学家,名瑭,代表作是《温病条辨》。

创立三焦辨证理论——通过三焦所属脏腑的病
理变化和证候表现,揭示温病发展过程中的不
同阶段和病情浅深轻重

完善了温病辨治体系——以《临证指南医案》中
有关温病的验案为依据,历取诸贤精妙,考之
《内经》,参以心得,形成了以卫气营血、三焦为
核心的温病辨证论治体系

丰富了温病治法——总结出了一整套温病治疗
方法和有效方剂,使温病的辨证与治疗臻于规
范、完善

8. 王孟英

清代著名温病学家,名士雄,代表作是《温热经纬》。

> 系统构织温病学体系——对 19 世纪 60 年代以前的温病学理论和证治作了较全面的整理,促进了温病学的进一步成熟和发展
>
> 认识深刻,见解独到——如阐发新感伏邪之异,辨明暑邪性质特点,完善霍乱理法方药等

【释难解疑】

伤寒学派与温病学派之争

伤寒学派的基本观点是:伤寒是包括温病在内的一切外感热病的总称,《伤寒论》已经具备了温病证治的完整内容,温病不应另立门户,自成体系。其代表人物为陆九芝,推崇者有恽铁樵、陆渊雷等。温病学派的基本观点则强调温病与伤寒为外感热病的两大类别,其病因病机截然不同,概念不容混淆,治疗必须严格区分。尽管《伤寒论》中有关于温病的内容,但毕竟"详于寒,略于温",因此主张温病必须脱离伤寒范围,另立新论以"羽翼伤寒"。可见伤寒学派与温病学派争论的焦点是:伤寒与温病的性质,狭义伤寒与广义伤寒,经方与时方。其实《伤寒论》是温病学形成的重要基础,温病学则是《伤寒论》的发展与补充。既不能认为继《伤寒论》之后又产生了温病学是多此一举,也不能认为有了温病学

就可以替代《伤寒论》。温病学与《伤寒论》在学术上是继承与发展的关系。

【记忆小站】

1. 温病学

温病学是研究温病发生发展规律及其预防和诊治方法的一门学科。温病学的研究对象是外感疾病中具有温热性质的一类疾病,它的任务主要在于阐明温病的病因、发病、病理变化、诊断方法,及其预防和治疗措施。

2. 温病四大家

叶天士、薛生白、吴鞠通、王孟英,被誉为清代温病四大家。

第二章　温病的概念

【重点直达】

明确温病概念的涵义。掌握温病的基本特点。既要与风寒性质的外感病作出区别，也要与内伤杂病分清界限。明确温病的分类和命名原则。

1. 温病的特点

◆ 有特异的致病因素——温邪
- 从外侵入
- 性质属热
- 多有特定的侵犯途径和病变部位

◆ 多具有传染性、流行性、季节性、地域性

◆ 病程发展具有一定的规律性
- 温病发生发展的总趋势，大多为病位由表入里，病情由轻转重，正气由实致虚
- 温病发展过程的病理变化主要表现为人体卫气营血与三焦所属脏腑的功能失调和实质损害

◆ 临床表现具有特殊性
- 起病急，传变快
- 发热为主症，热象偏重
- 易化燥伤阴
- 易内陷生变

2. 温病的命名依据

$$\begin{cases}发病季节——春温、冬温\\时令主气——风温、暑温、湿温\\发病季节结合季节主气——秋燥\\临床表现特点——大头瘟、烂喉痧、伏暑\end{cases}$$

3. 温病分类的依据

根据病因和证候性质分类
$$\begin{cases}温热类温病：风温、春温、暑温、\\\quad秋燥、大头瘟、烂喉痧等\\湿热类温病：湿温、暑湿、伏暑、\\\quad湿热疫等\end{cases}$$

根据发病初起的证候特点分类
$$\begin{cases}新感温病——如风温、秋燥、冬\\\quad温等\\伏邪温病——如春温、伏暑等\end{cases}$$

【释难解疑】

1. 温病的中医病种范围

温病是外感热病中性质属热的一大类别。在外感热病之中除了风寒性质以外的疾病几乎都属于其范围。包括风温、春温、暑温、湿温、秋燥、伏暑、大头瘟、烂喉痧、温热疫、暑热疫、湿热疫等。

2. 温病与西医病名的关系

大部分以发热为特点的感染性疾病属于温病的范畴,但温病不能等同于感染性疾病。

◆ 多种急性传染病——病毒性疾病,如流行性乙型脑炎、登革热及登革出血热、肾综合征出血热等;细菌性疾病,如流行性脑脊髓膜炎、伤寒、副伤寒、沙门菌属感染等;立克次体病,如流行性斑疹伤寒等;螺旋体病,如钩端螺旋体病等;原虫病,如疟疾等。

◆ 具有温病特点的某些急性感染性疾病——如大叶性肺炎、支气管肺炎、化脓性扁桃体炎、败血症等。

◆ 少数非感染性的急性发热性疾病——如热射病、亚急性变应性败血症、小儿夏季热、急性白血病等。

3. 温热类温病和湿热类温病比较

	温热类温病	湿热类温病
病邪性质	纯热无湿(如风热、暑热、燥热)	湿热相兼(如湿热、暑湿等)
发病部位	多为肺卫,亦可发于阳明气分或营血分	多为脾胃,亦可发于少阳
起病、传变及病程特点	起病较急,传变较快,病程一般不长	起病较缓,传变较慢,病程较长,缠绵难解
证候特点	热象显著,易出现化燥伤阴征象。初起多见肺卫表证或里热亢盛证;继之易见肺胃气分证,以及热入营分、热闭心包、热盛动	湿热相兼初起发热及伤阴表现均不明显,而阳气被遏征象较著,多表现为湿重热轻,见上、中焦卫气同病之证;继之则留恋气分,

	温热类温病	湿热类温病
证候特点	风、热盛动血等热入营血的里热证候；后期则多见阴液耗伤，出现肺胃阴伤，甚至肝肾真阴亏损证	困阻脾胃，弥漫三焦，以中焦为病变重心，出现湿热并重或热重于湿之证；后期既可化燥伤阴，出现腑实、营血分证，亦可因湿盛伤阳，出现湿胜阳微证
治疗特点	以清热救阴为大法，宜用辛凉、辛寒、苦寒、甘寒、咸寒等方药	以化湿清热为大法，宜用芳香、苦温、苦寒、淡渗等方药
代表病种	风温、春温、暑温、秋燥、大头瘟、烂喉痧等	湿温、暑湿、伏暑等

4. 温病与伤寒的区别与联系

伤寒的概念：
- 广义伤寒——一切外感热病的总称
  - 中风、伤寒——风寒性质
  - 湿温、热病、温病——温热性质
- 狭义伤寒——风寒性质的外感病

温病与伤寒的关系——温病可隶属于广义伤寒而有别于狭义伤寒。

5. 温病与温疫的区别与联系

温疫——是指温热性质的一类疫病，是温病中具有强烈传染性和流行性的一类疾病。

温疫与温病的关系——温病是一切温热性质外感热病的总称,它既包括了具有强烈传染性和流行性的一类温病,也包括了传染性、流行性小及少数不传染的温病,因此温疫属于温病范围。

6. 温病与温毒的区别与联系

温毒的含义
{
温病中具有独特表现的一类疾病,即温毒疾患,是疾病名称

温病中的一种致病因素,即温热毒邪,是指病因
}

温毒作为病名的含义——温毒是指因感受温热毒邪引起的一类具有独特表现的急性外感热病。它除了具有一般急性温热疾病的症状表现外,还具有局部红肿热痛甚则溃烂,或肌肤密布斑疹等特征。

温病与温毒的关系——温病是温热性质外感热病的总称,温毒作为温病中具有肿毒或发斑表现的一类特殊病种,属于温病的范围。

【记忆小站】

1. 温病

温病是感受温邪而引起的,以发热为主症,多具有热象偏重、易化燥伤阴等特点的一类急性外感热病。

2. 新感温病

新感温病指感受时令病邪后即时而发,病发于表

的温病。

3. 伏邪温病

伏邪温病指感受外邪后未立即发病,邪伏体内经过一个以上季节后发病,病发于里的温病。

4. 新感引动伏气

新感引动伏气指初起既见里热症状,又有表证的温病。传统认为这是原有邪气内伏,又感受时令之邪引动而发。

5. 时行之气

时行之气,出自王叔和《伤寒例》,是指非其时而有其气的反常之气。

第三章 温病的病因与发病

【重点直达】

明确温病病因学说的内容及其临床意义,掌握温病病因的致病特点,掌握温病新感与伏邪两大发病类型的区别和特点。

1. 温邪致病的共同特性

从外感受——各种温邪都是通过口鼻或皮毛从外侵入人体,引发疾病。

性质属热——温邪致病后会出现发热及相关的热象。

致病迅速——温邪引发的温病大多起病急,传变快,病程较短。

季节相关——温邪的形成有明显的季节性,故致病与季节气候密切相关,所以又把温邪称为时邪或时令温邪。

互相转化——温邪在一定的条件下可以互相转化,如湿郁化热、燥热化火等。

病位有别——不同温邪侵入人体后好犯的部位也不相同。如风热好犯肺卫、湿热易困脾胃等。

2. 风热病邪的致病特点

多从口鼻而入,首先犯肺——风热病邪致病初起,出现发热，微恶风寒，头痛，少汗，咳嗽，口微渴，苔薄白，舌边尖红，脉浮数等肺卫证。

传变迅速，易逆传心包——风热病邪入侵人体，变化较快。如初起邪在肺卫，邪易逆传心包，出现神昏谵语、舌蹇肢厥等危重证候。如治疗得当，风热之邪消退也较快，一般病程不长。

易化燥伤阴——风与热都属于阳邪，风热相搏，最易耗伤阴津。风热致病以肺胃津液损伤为主，可见口渴、鼻咽干燥等症；若邪传于胃，则多见肺胃阴液受损，而见口渴、舌燥、便秘等症；后期则以肺胃阴液损伤为主。

3. 暑热病邪的致病特点

伤人急速，先犯阳明气分——暑为火热之邪，其性酷烈，侵入人体后，传变极速，往往不拘表里，不以渐次，初起即入阳明气分而无明显的卫分过程，以壮热、大汗、口渴、脉洪大等为主要表现。

暑性酷烈，易耗气伤津——暑热病邪为亢盛的火热之气，既易伤津，又易耗气。易见身热，汗出，口渴，齿燥，溲短，神倦，乏力，脉虚等症状。如津气耗伤过甚，可致津气两脱，出现汗出不止、气短喘喝、面白肢厥、脉微细欲绝等虚脱症状。

易直中厥阴，闭窍动风——暑热属火，与心气相通，伤人急速，故暑热病邪致病不仅在病程中易邪闭心包，引动肝风,出现身热、昏迷、抽搐等症,而且暑邪可直中心包,闭塞机窍。

4. 暑湿病邪的致病特点

初起先犯肺卫,多夹寒邪——暑湿既可郁阻皮毛,又可闭阻肺气,临床常见发热,微恶风寒,无汗或少汗,肢体酸重,胸脘痞闷,舌红苔薄白腻,脉浮滑数等表现。

困阻脾胃,弥漫三焦——暑湿易困阻脾胃,常在暑热见症的同时,见脘痞,腹胀,苔腻等症状;暑湿弥漫三焦,病位较广泛,临床可见身热尿赤,汗出口渴,咳痰带血,眩晕耳聋,头昏或神迷,胸闷脘痞,大便稀溏,舌红赤,苔黄滑,脉滑数等表现。

耗损元气,伤津阻气——暑湿病邪同时兼具暑热邪气升散而易耗气伤津和湿邪阻滞气机的双重特性,故临床可见明显倦怠乏力,气短心悸,肢困头重等元气受损的表现,及口渴唇干,或胸闷纳呆,口苦而黏,但不欲饮,大便不行,苔白黄厚腻,脉濡数等湿阻气机的表现。

5. 湿热病邪的致病特点

病变以中焦脾胃为主——脾为湿土之脏,胃为水谷之海,湿土之气,同类相召,同气相求,好犯脾胃,致使脾胃升降失常。临床常见脘痞、腹胀、恶心、便溏、苔腻等症状。

易困遏清阳,阻滞气机——如初袭人体,多郁遏卫气,见身热不扬,恶寒,头身重痛,神情呆钝等卫阳受困的表现。在病变过程中,湿邪阻遏气机而引起的胸闷、脘痞、腹胀等症状也甚为常见。

传变较慢,病势缠绵——湿性氤氲黏腻,致病徐缓,与热相合胶着难解,如油入面,侵犯人体多滞着难化,起病较慢,病程较长,病势缠绵,非若寒邪一汗而解,热邪一清而退。

6. 燥热病邪的致病特点

病变以肺为主——燥热病邪从口鼻而入,先犯于肺。初起以发热,微恶风寒,咳嗽少痰,鼻干咽燥等肺卫见症为主。继则肺之热势渐盛,导致肺燥阴伤,症见热甚、咳嗽气急、胸满胁痛、口燥咽干等。病变后期则表现为肺胃阴伤之证,可见干咳少痰、口燥、舌光红等。

易致津液干燥——燥具有干燥特性,加上热盛则伤津,所以燥热病邪易伤人体阴津,故初起即可见明显的津液干燥之象,如口鼻唇咽干燥、干咳无痰或少痰难咯、舌苔少津、便秘等。

易从火化——燥热病邪亢盛时可从火化,上干清窍,出现耳鸣,目赤,龈肿,咽痛等。

7. 温热病邪的致病特点

邪气内伏,热自里发——以温热性质为著,其邪从里而发,初起就有明显的里热证,或发于气分或发于营血。

里热内迫特性显著——由于温热病邪的温热特性突出,易化火、化毒,多见闭窍、动风之变而发生神昏、痉厥。郁热内炽,易内迫血分,损伤血络,迫血妄行,出现斑疹或腔道出血等症状。

易耗伤阴液——由于温热病邪伤人病位深而邪热重,故极易耗伤阴液。病程后期易伤肝肾之阴,出现低热、颧赤、口燥咽干、脉虚神倦,或手指蠕动,舌干绛而萎等症。

8. 温毒病邪的致病特点

具火热之性——温病中的"毒"一般具有火热的特性,温毒致病具有局部红肿热痛的特点。

攻窜流走——温毒病邪可内攻脏腑,外窜经络、肌腠,上冲头面,下注宗筋、阴器,其病变部位的差异与温毒病邪的性质及感邪轻重有关。

蕴结壅滞——温毒病邪客于脉络,可致局部血脉阻滞,毒瘀互结,而形成肿毒特征,局部出现红肿疼痛,甚则破溃糜烂等。

9. 疠气的致病特点

致病力强——常无分老幼,一旦触之,即刻发病。

传染性强——疠气具有强烈的传染性,易引起蔓延流行。

多从口、鼻而入侵袭人体——其感染途径,既有"天受",也有"传染"。

有特异的病变定位——不同性质的疫疠病邪,对脏腑经络有不同的定位倾向:如湿热性质的疫疠病邪多先犯于膜原;燥热性质的疫疠病邪多客于阳明胃。

10. 温病的发病类型

新感温病——感受当令之邪后即时而发,病发于表的一类温病。

伏邪温病——感邪后未即时发病,邪气伏藏,逾时而发,病发于里的一类温病。

【释难解疑】

1. 温病病因的实质及其意义

温病学对温病病因的认识,是通过"审证求因"的方法实现的。病邪作用于人体而产生疾病,以证候的形式反映出来,外在的证候是致病因素与内在脏腑气血相互作用所发生的综合表现。因此,通过对证候的辨别可以探求出致病原因,乃至病机的本质,就是"审证求因"的认识方法。

2. 暑湿病邪

暑湿病邪是指形成于夏季气候炎热且雨水较多时节的致病因素,其特征是既有暑邪的火热特点,又有湿邪重着黏滞的致病特点。但从中医"六淫"属性而言,暑湿病邪并非一种独立的邪气,而是暑邪与湿邪相兼致病,正如王孟英所说:"暑令湿盛,必多兼感,故曰夹……而治暑者须知其夹湿为多焉。"

3. "伏寒化温"与温热病邪

历代医家根据《素问·生气通天论》"冬伤于寒,春必病温"的论述,认为冬感寒邪,当时未发病,至春则内伏之寒邪化热,从内而发为温病。因其致病有初起即见里热证的特性,所以历来视其为伏气温病。这种"伏寒化温"而形成的致病因素实质也就是春季的一种温邪,因其不兼具风、暑、湿、燥等病邪的性质,而以温热性质为著,故又称之为温热病邪。感受温热病邪引起的温病称为春温。

4. 新感温病与伏邪温病的比较

	新感温病	伏邪温病
成因	感邪后立即发病	感邪后邪气伏藏,逾时而发
病机传变	初起时病邪多在表,或从表解,或自表入里,由浅至深传变	伏邪自里而发,或由里外达,或进一步内陷深入。若伏邪不能外达,或邪透不尽,则病难速愈
证候特点	初起多出现表证,一般无里热证。少数新感温病初起也可见里热证,但其证候特点与时令之邪的致病特点相符	初起即现里热证,或见气分里热证,或见营分里热证。如无外感引发,则无表证,如由外邪引发,则表现为表里同病
病势	一般病情较轻,病程较短,预后较好	一般病情较重,病程较长,预后较差

	新感温病	伏邪温病
治疗	初起多以解表透邪为主	初起以直清里热为主
病种	风温、暑温、湿温、秋燥、大头瘟、烂喉痧等	春温、伏暑等

5. 对暑邪与湿邪关系的认识

古人对暑邪与湿邪的关系,大体有两种意见:一是以王孟英为代表的,认为"暑易夹湿",暑热并非必然要兼湿,提出暑性属热,是火热之气。一是以叶天士、吴鞠通等为代表的,认为"暑必夹湿"。实际临床中,暑邪是否兼湿,还应该结合临床症状分析,暑邪致病既可以夹湿,也可以不兼夹湿邪,不兼夹湿邪的为暑热病邪,夹湿者为暑湿病邪。由暑热病邪引起的温病主要是暑温,由暑湿病邪引起的温病有伏暑、暑湿等。

【记忆小站】

1. 温病常见病因及致病特点简表

常见病因	主要致病特点
风热病邪	多从口鼻而入,首先犯肺;传变迅速,易逆传心包;易化燥伤阴
暑热病邪	伤人急速,先犯阳明气分;暑性酷烈,易耗气伤津;易直中厥阴,闭窍动风

常见病因	主要致病特点
暑湿病邪	初起先犯肺卫,多夹寒邪;困阻脾胃,弥漫三焦;耗损元气,伤津阻气
湿热病邪	病变以中焦脾胃为主;易于困遏清阳,阻滞气机;传变较慢,病势缠绵
燥热病邪	病变以肺为主;易致津液干燥;易从火化
温热病邪	邪气内伏,热自里发;里热内迫特性显著;易耗伤阴液
温毒病邪	攻窜流走;蕴结壅滞
疠 气	致病力强;传染性强;多从口鼻而入侵袭人体;有特异的病变定位

2. 温邪

温邪指外邪中具有性质属热、致病迅速、病位有别等特点的一类病邪。包括风热、暑热、湿热、燥热病邪以及温毒、疠气等。

3. 伏寒化温

伏寒化温是前人根据《素问·生气通天论》"冬伤于寒,春必病温"的论述,认为冬感寒邪,伏于体内,郁久化热而形成的温热性质的温邪。

4. 天受

天受见于吴又可《温疫论》,指通过空气传染。

5. 传染

传染见于吴又可《温疫论》，指通过接触传染。

6. 邪伏少阴

邪伏少阴是伏气温病的一种类型，一般指冬伤于寒，寒伏于少阴，郁而化热，而致少阴亏虚者。

7. 邪舍营分

邪舍营分是伏气温病的一种类型，一般指营分素虚而邪伏于营分，因新感外邪引动而致内伏营分之邪外发。

第四章　温病的辨证

【重点直达】

明确温病卫气营血辨证和三焦辨证理论的临床意义，掌握温病卫气营血和上中下三焦各证候的病变机制、病位浅深、传变规律和诊断要点，掌握温病卫气营血辨证理论与三焦辨证理论的区别和联系以及临床上的综合运用。

1. 卫分证的证候与病机

主要证候——发热，微恶风寒，头痛，无汗或少汗，或咳嗽，口微渴，舌苔薄白，舌边尖红，脉浮数等。

辨证要点——发热，微恶风寒，口微渴。

基本病理——邪郁卫表，肺卫失和。

$$\left.\begin{array}{l}邪在表而外解 \\ 从卫入气 \\ 从卫分传入营（血）分 \\ 从卫分传入心包\end{array}\right\} 转归$$

2. 气分证的证候与病机

主要证候——壮热，不恶寒，汗多，渴喜饮凉，尿赤，舌质红，苔黄，脉数有力等。

辨证要点——但发热，不恶寒，口渴，苔黄。

基本病理——邪正剧争，热炽阴伤。

转归 $\begin{cases} 邪在气分而解 \\ 自气分而陷入营血分 \\ 邪少正虚,需调理日久可愈 \end{cases}$

3. 营分证的证候与病机

主要证候——身热夜盛,口干,反不甚渴饮,心烦不寐,时有谵语,斑点隐隐,舌质红绛,脉细数等。

辨证要点——身热夜甚,心烦谵语,或斑点隐隐,舌质红绛。

基本病理——营热阴伤,扰神窜络。

转归 $\begin{cases} 转出气分 \\ 深入血分 \end{cases}$

4. 血分证的证候与病机

主要证候——身热灼手,躁扰不安,甚或神昏谵狂,吐血、衄血、便血、尿血,斑点密布,舌质深绛。

辨证要点——急性多部位、多窍道出血,斑疹密布及舌质深绛。

基本病理——动血耗血,瘀热内阻。

转归 $\begin{cases} 病在血分而解 \\ 血分热毒极盛,正不敌邪,可因血脉瘀阻,脏 \\ \quad 气衰竭,急性失血,气随血脱而亡 \end{cases}$

5. 卫气营血证候的相互传变

自表入里依次传变——即温邪从卫分开始向里传

变,循卫气营血层次依次逐渐深入,这种传变类型多见于新感温病。

由里达外——温邪自血而营,由营转气的演变过程。这种传变方式多见于伏邪温病,其病机发展特点是伏热自里向外透达,病情渐渐减轻,虽然在发病时病情较重,但因邪有外达之机,预后较好。

不分表里渐次——温邪不循卫气营血表里层次的顺序传变,出现越期或重叠,如卫分证不经气分阶段而直入营分或血分;又如卫分证未罢,气分证已见的卫气同病;或者气分邪热尚盛而营血分热邪已炽的气营(血)两燔,甚至可出现卫气营血俱病的复杂病证。

不传——邪在卫分或气分,经治疗后邪气不再内传而病愈。

6. 邪在上焦的证候与病机

(1) 邪袭肺卫

主要证候——发热,微恶风寒,咳嗽,头痛,口微渴,舌边尖红赤,舌苔薄白欠润,脉浮数等。

辨证要点——发热,微恶风寒,咳嗽。

基本病理——卫受邪郁,肺气失宣。

(2) 肺热壅盛

主要证候——身热,汗出,咳喘气促,口渴,苔黄,脉数等。

辨证要点——身热,咳喘,苔黄。

基本病理——邪热壅肺,肺气闭阻。

（3）湿热阻肺

主要证候——恶寒,身热不扬,胸闷,咳嗽,咽痛,苔白腻,脉濡缓等。

辨证要点——身热不扬,胸闷,咳嗽,苔白腻。

基本病理——湿热阻肺,肺失肃降。

（4）邪陷心包

主要证候——身灼热,神昏,肢厥,舌蹇,舌绛等。

辨证要点——神昏,肢厥,舌绛。

基本病理——邪热内陷,机窍阻闭。

（5）湿蒙心包

主要证候——身热,神识昏蒙,似清似昧或时清时昧,间有谵语,舌苔垢腻,脉濡滑数等。

辨证要点——神志时清时昧,舌苔腻。

基本病理——湿热酿痰,蒙蔽心包。

7. 邪在中焦的证候与病机

（1）阳明热炽

主要证候——壮热,大汗出,心烦,面赤,口渴引饮,脉洪大而数等。

辨证要点——壮热,汗多,渴饮,苔黄燥,脉洪大。

基本病理——胃经热炽津伤。

（2）阳明热结

主要证候——日晡潮热，或有谵语，大便秘结，或热结旁流，腹部硬满疼痛，舌苔黄黑而燥，脉沉实有力等。

辨证要点——潮热，便秘，苔黄黑而燥，脉沉实有力。

基本病理——肠道热结，传导失司。

（3）湿热中阻

主要证候——身热不扬，或高热持续不为汗衰，或烦躁，胸脘痞满，泛恶欲呕，舌苔白腻，或白厚，或黄腻等。

辨证要点——身热，脘痞，呕恶，苔腻。

基本病理——湿热困阻脾胃，升降失司。

（4）湿热积滞，搏结肠腑

主要证候——身热，烦躁，胸脘痞满，腹痛，大便溏垢如败酱，便下不爽，舌赤，苔黄腻或黄浊，脉滑数等。

辨证要点——身热，腹痛，大便溏垢，苔黄腻或黄浊。

基本病理——湿热积滞搏结肠腑。

8. 邪在下焦的证候与病机

（1）肾精耗损

主要证候——低热，神惫委顿，消瘦无力，口燥咽干，耳聋，手足心热甚于手足背，舌绛不鲜干枯而萎，脉虚。

辨证要点——手足心热甚于手足背,口干咽燥,舌绛不鲜干枯而萎,脉虚。

基本病理——邪热久羁,耗损肾阴。

(2)虚风内动

主要证候——神倦肢厥,耳聋,五心烦热,心中憺憺大动,手指蠕动,甚或瘛疭,舌干绛而萎,脉虚弱等。

辨证要点——手指蠕动,或瘛疭,舌干绛而萎,脉虚。

基本病理——水不涵木,虚风内动。

9. 三焦证候的传变

一般规律——"始上焦,终下焦",即从上焦开始,依次传至中焦,再传至下焦。

顺传——是指温病初起,病邪始犯于上焦手太阴肺卫,传至中焦阳明胃腑的发展过程。顺传的特点是病情渐进性发展,正气逐邪外出,病情较稳定,预后较好。

逆传——是指肺卫之邪内陷心包的病机演变,又称为逆传心包。临床表现主要为初病有恶寒发热等肺卫见证,甚或寒战高热,旋即发生神昏肢厥。逆传的特点是病情突变,来势凶猛,病情重笃险恶,预后较差。

【释难解疑】

1. 卫气营血证候的相互关系

病位浅深——卫分证属表证,但有内在脏腑的病理基础;气分证较卫分证病位深一层;营血分证则病位更深。

病理变化程度——卫分证与气分证是以脏腑的功能失调为主,而营血分证则是以脏腑的实质损害为主。

病情轻重——卫分证病位最浅,邪在表,持续时间也短,病情最轻;气分证病邪已入里,病位深一层,病情较卫分证为重,此时正盛邪实,邪正剧争,若治疗及时,每可祛邪外出,使疾病好转痊愈;营分证和血分证,病位深,不仅营血耗伤,且心神受到影响,病情较危重。一般血分证的病情最为深重。

2. 影响卫气营血传变的因素

感邪性质——感受病邪的性质不同,传变方式有异。

温邪的毒力——温邪毒力大小对传变有重要影响。

体质类型——不同的体质类型,影响着传变和转归。

治疗是否及时恰当——其对传变至关重要。

3. 三焦证候的相互关系

病位浅深——上焦手太阴肺的病变多为温病的初期阶段;中焦阳明胃的病变多为病程的中期或极期阶段;下焦足少阴肾及足厥阴肝的病变多为病程的后期阶段。

病情轻重——上焦手太阴肺的病变病情较轻浅；中焦阳明胃的病变病情较重；下焦足少阴肾及足厥阴肝的病变则病情严重。

4. 三焦证候的转归

上焦温病的转归——上焦温病一般属于发病初期，感邪轻者，因正气抗邪，邪气受挫，而不传变，邪从表解。感邪重者，温邪由表入里，使肺气受伤，严重者导致化源欲绝而危及患者生命。若患者心阴心气素虚，肺卫温邪可内陷心包，甚至内闭外脱而死亡。

中焦温病的转归——中焦证病机总的特点是病邪虽盛，正气亦未大伤，邪正相争剧烈。此阶段，只要治疗得当，一般可祛邪外出而解。但若邪热过盛或腑实严重，每可导致津液或正气大伤，甚则引起真阴耗竭殆尽，或湿热秽浊阻塞机窍，均属危重病证。

下焦温病的转归——温病下焦证一般发生于疾病的后期，病机关键在于肾阴耗损，多为邪少虚多之候。此阶段病情虽已缓解，但因阴精已大衰，病情仍然较重。若正气渐复，驱除余邪可逐渐向愈。但若阴精耗尽，阳气失于依附，则可因阴竭阳脱而导致死亡。

5. 卫气营血辨证与三焦辨证的联系

生理方面的联系——三焦所属脏腑离不开卫气营血，卫气营血也离不开三焦的脏腑部位。

病理方面的联系——卫气营血和三焦脏腑之间的病机变化互相影响,卫气营血辨证虽然主要反映卫气营血的功能失常和实质损害,但往往与脏腑功能失常及损害有一定联系;而三焦辨证虽然重点揭示脏腑功能失调和实质损害,但在一定程度上也会反映出人体卫气营血的病机变化,二者关系密切。

证候上的联系——如上焦手太阴肺卫表证可归属于卫分证,上焦热壅于肺证属气分证范畴,而上焦热入心包证则属营分证范畴;中焦足阳明胃、手阳明大肠、足太阴脾的病证以及上焦湿蒙心包证均属气分证范畴。

6. 卫气营血辨证与三焦辨证的区别

辨识重点 ⎰ 卫气营血辨证——人体卫气营血的生理功能失常和实质损害为主,侧重于病变层次和范围

三焦辨证——脏腑功能失常和实质损害为主,侧重于具体的脏腑部位

病理变化 ⎰ 卫气营血辨证——着眼于邪实的一面,基本没有论及温病后期虚证病变

三焦辨证——不仅阐述了温病初期、中期和极期的病变,其下焦肝肾阴伤、虚风内动证,补充了卫气营血辨证论治的不足

证候表现——上焦手太阴肺卫之病,相当于邪在卫分,但上焦病变中邪热壅肺而无表证者,则属于气分证范围。邪陷上焦厥阴心包的病变,可属于营分证范围,但其病机变化与营分证不完全相同:前者主要是邪热内陷,包络机窍阻闭,心神逼乱;后者则是营热阴伤,心神受扰。气分病变不仅限于中焦阳明胃肠及足太阴脾,只要温邪不在卫表,又未深入营血,皆可属于气分证范围。足少阴肾、足厥阴肝等下焦病变,则与动血耗血,瘀热互结的血分病变有明显的区别,前者是热伤肾肝真阴、精血,其证属虚,后者病变以热盛迫血为主,病变不限于下焦,其证属实,或属虚实相杂之候。

7. 卫气营血辨证与三焦辨证的相辅应用

卫气营血辨证和三焦辨证理论不能相互取代——因为上中下三焦不能没有卫气营血的分辨,卫气营血也不能离开上中下三焦的脏腑定位。临床只有将二者有机结合,灵活运用,才能全面准确地指导温病的辨证论治。

卫气营血辨证与三焦辨证,经纬相依,相辅而行——由于温病的病变部位,一般不超越卫气营血辨证所揭示的病变层次和范围,所以临床多先以卫气营血辨证确定病变浅深层次及其发展趋势,再用三焦辨证确定病变的具体脏腑部位。如根据发热、口渴、苔黄先确定病变层次在气分,然后再根据特异证候确定脏腑定位。也可以根据情况先确定脏腑部位,然后再区分卫气营血层次,如温病临床中见有咳嗽,可先确定病变部位在肺,然后根据有无表证及舌象,辨证是属于气分证还是属卫分证;若肺热盛极入血伤及肺络,引起咯血者,则又属血分证范围。

【记忆小站】

1. 卫气营血辨证表

证型	病理	证候	辨证要点
卫	温邪袭表肺卫失宣	发热,微恶风寒,头痛,无汗或少汗,咳嗽,口微渴,舌边尖红,苔薄白,脉浮数	发热、微恶寒,口微渴
气	邪入气分热炽津伤	壮热,不恶寒,反恶热,汗多,渴喜凉饮,溺赤,舌质红,苔黄,脉数有力	壮热,不恶寒、口渴、苔黄
营	热灼营阴心神被扰	身热夜甚,口干不甚渴饮,或斑点隐隐,心烦不寐,或时有谵语,舌红绛,脉细数	身热夜甚,心烦谵语,舌红绛
血	热盛迫血热瘀交结	身灼热、吐血、衄血、便血、溲血,斑疹密布,昏狂谵妄、躁扰,舌深绛	斑疹,出血见症,舌深绛

2. 三焦辨证表

证型		病理	证候	辨证要点	备注
上焦	温邪犯肺	卫气受郁肺气失宣	发热,微恶风寒,咳嗽,头痛,口微渴,舌边尖红赤,舌苔薄白欠润,脉浮数	发热,微恶风寒,咳嗽	
		邪热壅肺肺气闭郁	身热,汗出,咳喘气促,口渴,苔黄,脉数	身热,咳喘,苔黄	
		湿热阻肺肺失宣肃	恶寒发热,身热不扬,胸闷,咳嗽,咽痛,苔白腻,脉濡缓	身热不扬,胸闷,咳嗽,苔白腻	
	邪犯心包	邪热内陷机窍阻闭	身热,神昏,肢厥,舌蹇,舌绛	神昏,肢厥,舌绛	
		湿热酿痰蒙蔽心包	身热,神识似清似昧或时清时昧,或有谵语,苔腻	神识昏蒙,苔腻	
中焦	阳明热炽	胃经热炽津伤	壮热,大汗,心烦,面赤,口渴引饮,苔黄燥,脉洪大而数	壮热,汗多,渴饮,苔黄燥,脉洪大	
	阳明邪结	肠道热结传导失司	日晡潮热,神昏谵语,大便秘结或热结旁流,腹部硬满疼痛,舌苔黄而燥	潮热,便秘,苔黄黑燥,脉沉实有力	

证型		病理	证　　候	辨证要点	备注
中焦	阳明邪结	湿热积滞搏结肠腑	身热，烦躁，胸闷痞满，腹痛，大便溏垢如败酱，便下不爽，舌赤，苔黄腻或黄浊，脉滑数	身热，腹痛，大便溏垢，苔黄腻、黄浊	
		湿阻大肠	大便不通，神识如蒙，少腹硬满，苔垢腻，脉濡	大便不通，少腹满，苔垢腻	
	湿热中阻	湿热困阻脾胃，升降失司	身热不扬，胸脘痞满，泛恶欲呕，舌苔白腻等；或高热持续，不为汗衰，烦躁，脘腹痛满，恶心欲吐，舌绛，苔黄腻、黄浊	身热，脘痞，呕恶，苔腻	有湿与热偏轻偏重的区别
下焦	肾精耗损	邪热久羁耗损肾阴	神惫委顿，消瘦无力，口燥咽干，耳聋，手足心热甚于手足背，舌绛不鲜，干枯而痿，脉虚	手足心热甚于手足背，舌绛不鲜，干枯而痿，脉虚	
	虚风内动	肾精虚损，肝失涵养，虚风内动	神倦肢厥，耳聋，五心烦热，心中憺憺大动，手指蠕动或瘛疭，脉虚弱	手指蠕动或瘛疭，舌干绛而痿，脉虚	

第五章 温病常用诊法

【重点直达】

掌握温病辨舌的方法和内容。掌握辨斑疹、白㾦的方法和内容。掌握温病过程中辨发热、汗出异常、口渴、神志异常、痉证、出血、厥脱等内容。

1. 辨舌的临床意义

辨舌苔——温病舌苔的变化主要反映卫分和气分的病变。

辨舌质——舌为心之苗,心主血属营,故通过对舌质的色泽、形态等方面进行观察,可以辨别热入营血的病候。

辨舌态——舌体形态的变化可以反映病情的进退变化和邪正的虚实状况。

2. 辨白苔

苔薄白欠润,舌边尖略红——温邪初袭,客于肺卫。

苔薄白而干,舌边尖红——温邪未解,肺津已伤。

苔薄白而腻——湿热病邪初犯,郁遏卫气分。

苔白厚而腻——湿阻气分,浊邪上泛。

苔白厚而干燥 $\begin{cases} 脾湿未化,胃津已伤 \\ 胃燥气伤,气不化液 \end{cases}$

苔白腻而舌质红绛 $\begin{cases} 湿遏热伏 \\ 营分邪热为气分湿邪所阻 \end{cases}$

苔白厚如积粉而舌质紫绛——湿热秽浊极甚,郁闭膜原的征象。

白碱苔——温病兼有胃中宿滞,夹秽浊郁伏。

白砂苔——邪热迅速化燥入胃,苔未及转黄而津液被劫。

白霉苔——秽浊之气上泛,胃气衰败。

3. 辨黄苔

黄白相间苔 $\begin{cases} 邪热已入气分,但表邪尚未尽解 \\ 邪热入于少阳 \end{cases}$

苔薄黄不燥——邪热初入气分,里热不盛而津伤不甚。

苔薄黄而燥——气分热盛,津液已伤。

苔老黄、焦燥起刺,或中有裂纹——热结肠腑。

苔黄腻或黄浊——湿热内蕴。

4. 辨灰、黑苔

苔灰、黑厚而焦燥起刺,质地干涩苍老——热结肠腑,阴液耗损。

苔黑焦燥,舌质绛而不鲜,舌体枯萎——邪热深入下焦,耗竭真阴。

苔干黑,舌质淡白无华——气血亏虚,气随血脱。

苔灰、黑黏腻——温病兼夹痰湿内阻。

苔灰黑滑润——湿温病后期湿胜阳微,寒湿证之象。

5. 辨红舌

舌红赤而苔黄燥——气分邪热炽盛,津液受伤。

舌光红柔嫩——邪热初退而肺胃津液未复。

舌尖红赤起刺——心营之热初起或心火上炎。

舌红中有裂纹如人字形,或舌红中生有红点——心营热毒炽盛。

舌淡红无津,色不荣润——心脾气血不足,气阴两虚。

6. 辨绛舌

纯绛鲜泽——热入心包之征象。

绛而干燥——邪热入营,营阴受损。

绛而有黄白苔——邪热初入营分,气分之邪未尽。

舌绛上罩黏腻苔垢——热在营血而兼有痰湿秽浊之气。

绛舌光亮如镜(镜面舌)——胃阴衰亡之征象。

舌绛不鲜,干枯而萎——肾阴欲竭之象。

7. 辨紫舌

杨梅舌——血分热毒极盛。

猪肝舌——肝肾阴竭,预后多不良。

舌紫而瘀暗,扪之潮湿——温病兼夹瘀血。

舌淡紫青滑——阴寒内盛,血络瘀滞。

8. 辨舌态

舌体肿胀 { 色赤——热毒侵犯心脾。
兼苔黄腻垢——湿热蕴毒上泛于舌。

舌体强硬——气液不足,络脉失养。

舌卷囊缩——热入手足厥阴之危象。

舌体短缩——热盛动风,内夹痰浊;或阴液大伤失养的危象。

舌斜舌颤——热入厥阴肝经,动风发痉之征象。

舌体痿软——肝肾阴竭之征象。

9. 验齿

(1)牙齿润燥

光燥如石——胃热津伤,肾阴未竭,病情尚不甚重之征象。亦可见于温病初起。

燥如枯骨——肾阴枯竭,不能上承于齿的征象,多属预后不良。

齿燥色黑——邪热深入下焦,肝肾阴伤,虚风渐动之征象。

(2)齿缝流血

兼齿龈肿痛——多由胃火冲激而致,其证属实。

齿龈不肿痛——多由肾火上炎所致,其证属虚,预后较差。

10. 辨斑疹

（1）审视形态

顺证——斑疹松浮洋溢，如洒于皮面者，为邪毒外泄之象，预后大多良好。

逆证——斑疹紧束有根，从皮面钻出，如履透针，如矢贯的者，为热毒深伏，锢结难出之象，预后大多不良。

（2）观察色泽

红活荣润——邪热壅滞不甚，血行较畅，正气尚盛，邪热有外透之机。

色艳红如胭脂——血热炽盛。

色紫赤如鸡冠花——营血热毒深重。

色黑——
火毒极盛
｛
色黑而光亮——热毒虽亢盛，但气血尚充，治疗得法，尚可救治

色黑而隐隐，四旁赤色——火郁内伏，但气血尚活，用大剂清凉透发，也有转为红色而成可救者

色黑而晦暗——元气衰败而热毒锢结之象，救治较难，预后甚差

（3）注意分布

斑疹分布稀疏均匀——热毒轻浅，预后良好。

斑疹分布稠密，甚至融合成片——热毒深重，预后

不佳。

（4）结合兼症

斑疹透发，热势下降，神情清爽——邪热外达，外解里和之象，预后较好。

斑疹发出，热势不减或反升，或斑疹甫出即隐，病势反而加重，伴见神志昏愦、肢厥、脉伏——正不胜邪，毒火内闭的凶兆，其证属逆，预后多不良。

（5）重视变化

色泽变化——斑疹色泽由红变紫，甚至变为紫黑，提示热毒逐渐加重，病情转重，反之则为病情渐轻之象。

形态变化——形态由松浮而变得紧束有根，为热毒渐深，毒火郁闭之兆，病情属逆，反之则为热毒外达之象。

分布变化——分布由稀疏而转为融合成片，为热毒转盛之象；如甫出即隐，则为正不胜邪，热毒内陷之兆。

11. 辨白㾦

（1）形态：白㾦为皮肤上出现的一种细小白色疱疹，形如粟米，色如珍珠，突出于皮肤，一般内含有透明浆液，外观晶莹。在消退时可有细小的皮屑脱落。

（2）病机：湿热留恋气分，蕴酿淹缠，郁蒸肌肤。

（3）诊断意义

辨病证性质——是诊断湿热之邪在气分的重要

依据。

$$
辨津气盛衰
\begin{cases}
水晶痦——白痦晶莹饱绽,颗粒清楚\\
\quad 明亮,透发后热势递减,神情清\\
\quad 爽——津气充足,正能胜邪,邪气\\
\quad 外达\\
枯痦——痦出空壳无浆,如枯骨之色,\\
\quad 透发后身热不退,神志昏迷——津\\
\quad 气衰竭,正不胜邪,邪气内陷
\end{cases}
$$

(4)治法:清热祛湿,宣畅气机。

12. 辨发热

(1)发热恶寒:发热的同时伴有恶寒——

$$
\begin{cases}
温病初起,卫外功能失调之卫表证\\
外寒诱发伏邪,出现里热外发,寒邪外袭之"客寒\\
\quad 包火"证\\
暑热内炽阳明,里热蒸迫津液外出,汗大出,气随\\
\quad 汗泄而致腠理疏松时,亦可在壮热的同时有\\
\quad 微恶寒
\end{cases}
$$

(2)寒热往来:恶寒与发热交替出现,定时或不定时发作——热在半表半里,少阳枢机不利。

(3)壮热:热势炽盛,通体皆热,不恶寒但恶热——邪入气分,邪正剧争,邪热蒸腾于内外,里热蒸迫。

（4）日晡潮热：日晡即申、酉时，相当于午后 3～5 时，日晡潮热指发热于下午 3～5 时为甚——热结肠腑，阳明热结。

（5）身热不扬：身热稽留而热象表现不显著，即自觉热势不盛，而持续难退，初扪体表不觉很热，但扪之稍久则觉灼手——多见于湿温病之初期，湿重于热，热为湿遏所致。

（6）发热夜甚：发热入夜后热势更甚，昼轻夜重，身热少汗——见于热入营血分之证。

（7）身热肢厥：胸腹灼热，手足厥冷——邪热深伏，阳盛郁内，不能外达。

（8）夜热早凉：入夜发热，天明则热退身凉，但热退无汗——为温病后期余邪留于阴分之征象。

（9）低热：热势低微，持续难退，手足心热甚于手足背——为温病后期阴伤虚热之征象。

13. 辨汗出异常

（1）无汗：皮肤无明显汗液，皮肤干涩不润——

$$\left\{ \begin{array}{l} \text{见于温病初起——邪在卫分，邪郁肌表，腠理闭塞所致} \\ \text{见于温病极期——邪在营血，劫烁营阴，津液不足，无作汗之源之象} \end{array} \right.$$

（2）时有汗出：汗随热势起伏而时出，一般表现为热盛而汗出,汗出热减,继而复热——湿热郁蒸。

(3) 大汗:全身大量汗出——

> 大汗而伴有壮热,大渴,脉洪大——阳明气分热炽,蒸腾内外,迫津外泄
>
> 骤然大汗,淋漓不止,并见气短神疲,甚则喘喝欲脱,唇干齿燥,舌红少津,脉散大——津气外脱
>
> 突然冷汗淋漓不止,并见肤冷肢厥,面色苍白或青惨,神气衰竭,语声低微或倦卧不语,舌淡无华,脉微欲绝——气脱亡阳

(4) 战汗:热势壮盛日久的患者突然先出现全身战栗,继之全身大汗淋漓,汗出后热势骤降——邪气久在气分流连,邪正相持,正气奋起鼓邪外出之征象。

> 热退身凉,脉象平和——正能胜邪,病情向愈
>
> 身热不退,烦躁不安——病邪未衰,也有可能经过一段时间后再发生战汗
>
> 身热骤退,但冷汗淋漓,肢体厥冷,躁扰不卧或神情委顿,脉急疾而微弱——正不胜邪,病邪内陷而阳气外脱
>
> 全身发生战栗而无汗出——多因中气亏虚,不能升发托邪所致,预后较差

14. 辨口渴

口微渴——口渴程度较轻——热势不高,伤津不甚。

口渴喜冷饮——口渴明显而多饮冷水——气分热盛津伤。

口渴喜热饮——口渴而多饮,但欲饮热水——湿浊痰饮中阻,津不上承。

口干反不甚渴饮——口干而饮水不多——热入营分,营阴蒸腾,上潮于口。

口渴不欲饮——口渴但不欲饮水——湿郁不化,脾气不升,津不上承。

口苦而渴——口苦口渴并见——胆火内炽或热毒炽盛,津液受伤。

15. 辨神志异常

(1)烦躁不安:心中烦乱,并可有身体及手足躁扰,但神志尚清——

> 热在气分和营分均可出现烦躁,尤以热入营血分更为多见,常是昏谵的前兆
>
> 温病后期,肾阴亏虚,心火炽盛,亦可见心烦不寐

(2)神昏谵语:神昏指神志不清,或意识丧失,谵语指语无伦次或胡言乱语。二者每同时出现,称为昏谵——

邪热闭于心包之征象——见神昏谵语,身热肢
厥,舌蹇,舌纯绛鲜泽等症

热扰
心神

胃热乘心——伴见语声重浊,潮热,腹满硬
痛,便秘或热结旁流,舌苔黄燥焦厚等症

营热扰心——伴见身热夜甚,口干反不甚
渴饮,舌绛无苔,脉细数等症

血热扰心——多见神昏谵语,如狂发狂。
伴见身灼热,斑疹显露,多部位多窍道出
血,舌深绛等症

(3)昏愦不语:意识完全丧失,昏迷不语,呼之不
应,甚至对外界各种刺激全无反应,是神志异常中昏迷
程度最深者——

热闭心包

邪热夹痰闭阻心包

痰热闭阻心包

内闭外脱

(4)神志如狂:神志昏乱,躁扰不安,妄为如狂——

下焦蓄血,瘀热扰心——伴见少腹硬满疼痛,大
便色黑,舌质紫黯等症

热入血室——即女子月经期感受温邪,热入胞
宫,与血相搏,出现血室血瘀,症见神志如狂,
喜忘等

（5）神志昏蒙：表情淡漠，神呆寡言，意识模糊，呈朦胧状态，神志时清时昧，似醒似寐，时有谵语，甚时可见嗜睡如昏，但呼之能应——多为气分湿热蒸酿痰浊而蒙蔽心包，扰及心神所致。

（6）神情呆钝：神情淡漠，反应迟钝——

> 湿热之邪，上蒙清窍——伴见身热不扬，脘痞胸闷，呕恶不饥，苔腻脉濡
>
> 余热与痰瘀互结，阻遏心窍——伴见言语不利，或默默不语，甚至痴呆

16. 辨痉

（1）实证：邪热炽盛熏灼筋脉——发作急骤，手足抽搐频繁有力，两目上视，牙关紧闭，颈项强直，甚则角弓反张。同时可见壮热，神昏，脉弦数有力等邪热内盛症状。

> 阳明热盛引动肝风——伴见壮热，渴饮，有汗，苔黄燥，脉洪数
>
> 金囚木旺——伴见高热，咳喘，汗出者，为肺金邪热亢盛，肝火无所制而致肝风内动
>
> 营血分邪热炽盛引动肝风——伴见身灼热，发斑疹或吐血、便血，神昏谵语，舌绛

（2）虚证：阴液亏损而致筋脉失养——抽搐无力，或仅为手足、手指徐徐蠕动，或口角微微颤动、抽搐，同

时可伴见低热、颧红、五心烦热、消瘦、神疲、口干、失语、耳聋、舌绛枯萎、脉细无力——邪热耗伤肝肾真阴，筋脉失于濡养（水不涵木）。

17. 辨出血

（1）广泛性出血：全身性的出血，包括咯血、衄血、吐血、便血、尿血、肌衄、阴道出血等。

血色鲜红——见身热烦渴，甚则昏谵，舌深绛者——血分热盛，耗血动血之证。

血块较多，其色瘀黯——见舌青紫或有瘀斑，脉涩者——瘀血阻络之证。

出血过多，血溢不止——见肢体厥冷，昏沉不语，舌淡无华，脉微细欲绝等症状——气随血脱，气不摄血之证。

（2）咯血：血随咳唾而出，为肺出血的表现——邪热损伤肺络的标志。

（3）便血：血随大便而出——多为邪热损伤肠络所致。

18. 辨厥脱

热厥——四肢清冷，但胸腹灼热，伴有烦躁，气息粗大，汗多，尿短赤，便秘等热盛于里的症状，或伴有神昏谵语，喉间痰鸣，牙关紧闭，舌红或绛，苔黄燥，脉沉实或沉伏而数等表现——热毒炽盛，郁闭于内，气机逆乱，阴阳气不相顺接,阳气不能外达四肢所致,往往具有热深厥甚的特点。

阴竭(亡阴)——主要表现为身热骤降,汗多气短,肢体尚温,神情疲倦或烦躁不安,口渴,尿少,舌光红少苔,脉散大无力或细数无力——阴液大伤,阴竭而元气无所依附所致。

阳脱(亡阳)——主要表现为四肢逆冷,全身冷汗淋漓,面色苍白,神情淡漠或神识朦胧,气息微弱急促,舌淡而润,脉微细欲绝——阳气衰竭不能内守而外脱。

【释难解疑】

1. 斑与疹的鉴别

(1) 形态

斑——点大成片,平摊于皮肤,有触目之形,而无碍手之质,压之色不退,消退后不脱屑

疹——点小呈琐碎小粒,形如粟米,突出于皮肤之上,抚之碍手,压之而色退,消退后多脱屑

(2) 成因

斑——阳明热炽,内迫营血,血从肌肉外溃所致,其病位主要在胃

疹——邪热郁肺,内窜营分,血从肌肤血络而出所致,其病位主要在肺

(3) 治法

斑——清胃泄热,凉血化斑

疹——宣肺达邪,清营透疹

2. 斑疹"宜见而不宜见多"的意义

叶天士在分析斑疹的临床意义时提出斑疹"宜见而不宜见多"。温病邪入营血,出现斑疹,说明邪热有外达之机,故斑疹"宜见";但如果斑疹外发数量较多,分布稠密,甚至融合成片,则提示热毒深重,预后不佳,故"不宜见多"。

【记忆小站】

1. 湿遏热伏

湿遏热伏指气分湿热相搏,湿蕴生热,湿邪阻遏而致热邪内郁不能外达。

2. 战汗

战汗指热势持续壮盛日久的病人突然先出现全身战栗,继之全身大汗淋漓,汗出后热势骤降。

3. 金囚木旺

金囚木旺指肺金邪热亢盛,肝火无所制而致肝风内动。症见患者抽搐频繁有力,两目上视,牙关紧闭,颈项强直,伴见高热、咳喘、汗出。

4. 白㾦

白㾦指皮肤上出现的细小白色疱疹,内含少量浆液,是湿热郁阻气分,失于开泄,蕴蒸于肌表所致。

第六章　温病的治疗

【重点直达】

掌握温病的主要治则及其涵义。掌握温病各主要治法的作用、代表方和临床运用。

1. 温病卫气营血治则

卫分证治则——在卫汗之可也——邪在卫分主要用"汗"法治疗，"汗"法即解表透邪之法，温病卫分证主要以辛凉透表为主，一般不用辛温发汗之品。但对有湿邪在表者，又当用辛温芳香化湿之剂。

气分证治则——到气才可清气——强调清气之法是针对邪入气分之证而用，不可过早或过量使用寒凉药物。由于气分阶段病邪性质较复杂，且病位各有不同，所以其治疗除了清气法之外，往往尚需使用化湿、攻下、和解、宣气等法。

营分证治则——入营犹可透热转气——在清营之剂中配伍轻清宣透之品，如金银花、连翘、竹叶等，使营分邪热能透出气分而解。

血分证治则——入血就恐耗血动血，直须凉血散血——血分证治疗既要清热凉血，又要活血散瘀。一方面是针对血分证中每有瘀血形成的病机特点，另一方面也是为了避免凉血之品可能引起的妨碍血行之弊。

2. 温病三焦治则

上焦温病治则——治上焦如羽,非轻不举——治上焦病应"轻",其含义除了用药应主以质轻透邪之品外,也包含了治疗上焦病证所用药物一般剂量较小、煎煮时间较短等意。

中焦温病治则——治中焦如衡,非平不安——对中焦病证的治疗应注意"平",体现了对该病证的治疗应以祛除病邪为主,邪去正自安。此外,由于中焦病证每为湿热之邪所致,故治疗时应权衡湿与热之侧重,治湿与治热不可偏于一方,也含有"平"之意。

下焦温病治则——治下焦如权,非重不沉——对下焦病证的治疗主以"重",是指所用方药性质沉降重镇,多用介石类药物,且用药量较大、煎煮时间也较长。

3. 泄卫透表法的分类、作用及运用

疏风散热——用辛散凉泄之品疏散轻透卫表风热之邪——主治风温初起,风热病邪袭于肺卫之证——银翘散、桑菊饮。

解表清暑——辛温解表之品外散表寒,配合清暑化湿之品内解在里之暑湿——主治暑湿蕴阻于内,寒邪复犯于表——新加香薷饮。

宣表化湿——用芳香宣透之品以疏化肌表湿

邪——主治湿温初起,湿热病邪侵于卫表之证——藿朴夏苓汤。

疏表润燥——用辛凉透表和生津清润之品以疏解肺卫燥热之邪——主治秋燥初起,燥热病邪伤于肺卫之证——桑杏汤。

4. 清解气热法的分类、作用及运用

轻清宣气——用轻清之品透泄邪热,宣畅气机——主治邪在气分,热郁胸膈,热势不甚而气失宣畅之证——栀子豉汤加竹叶、连翘等。

辛寒清气——用辛寒之品大清气分邪热,透热外达——邪热炽盛于阳明气分,热势浮盛之证(阳明经证)——白虎汤。

清热泻火——苦寒清热泻火解毒之品直清里热,泻火解毒——主治邪热内蕴,郁而化火之证——黄芩汤、黄连解毒汤。

5. 和解表里法的分类、作用及运用

清泄少阳——用辛苦芳化之品清泄少阳热邪,兼以化痰和胃——主治热郁少阳,兼有痰湿犯胃之证——蒿芩清胆汤。

分消走泄——用辛开苦泄之品以宣展气机,清化三焦气分痰热或湿热——适用于邪留三焦,气化失司之证——温胆汤加减,或如叶天士所说的杏、朴、苓之类

为基本用药。

开达膜原——用辛通苦燥之品疏利透达膜原湿浊之邪——主治湿热秽浊之邪郁伏膜原之证——雷氏宣透膜原法或达原饮。

6. 祛湿清热法的分类、作用及运用

宣气化湿——用芳香宣通之品疏通表里气机，透化湿邪——主治湿温病初起，湿中蕴热，郁遏表里气机，湿重于热之证——三仁汤。

燥湿泄热——辛开苦降之品以苦温燥湿，苦寒清热——主治湿渐化热，湿热俱盛，遏伏中焦之证——王氏连朴饮。

分利湿热——用淡渗利湿之品利尿渗湿，使湿热之邪从小便而去——主治湿热流注下焦，膀胱气化不利的证候——茯苓皮汤。

7. 通下逐邪法的分类、作用及运用

通腑泄热——用苦寒攻下之品攻逐肠腑实热燥结——主治热入阳明，内结肠腑之阳明腑实证——调胃承气汤、大承气汤。

导滞通便——用苦辛合苦寒之品通导肠腑湿热积滞——主治湿热积滞胶结肠道之证——枳实导滞汤。

增液通下——用甘寒滋润合苦寒通下之品滋养阴液兼以通下——主治阳明热结而阴液亏虚之证——增

液承气汤。

通瘀破结——用攻下合活血化瘀之品通泻下焦瘀热互结之邪——主治温病瘀血蓄于下焦之证——桃仁承气汤。

8. 清营凉血法的分类、作用及运用

清营泄热——用甘苦寒合轻清凉透之品,清营养阴,清透热邪外达,以祛除营分邪热——主治温病热入营分,营热阴伤之证——清营汤。

凉血散血——用清热凉血和活血化瘀散血之品,以清散血分瘀热——温病血分热盛,迫血妄行,热瘀交结之证——犀角地黄汤。

气营(血)两清——用清营法或凉血法与清解气热法相互配用,以双解气营或气血之邪热——主治温病气分与营(血)分同病证候,即气营(血)两燔证——气营两清用加减玉女煎;气血两清用化斑汤、清瘟败毒饮。

9. 开窍息风法的分类、作用及运用

清心开窍——用辛香透络,清心化痰之品清泄心包痰热,促使神志苏醒,也称"凉开"——温病痰热内闭心包证——安宫牛黄丸、至宝丹、紫雪丹。

豁痰开窍——用芳香辟秽,化痰清热以宣通窍闭,也称"温开"——湿热郁蒸,酿生痰浊,蒙蔽清窍证——菖蒲郁金汤或苏合香丸。

凉肝息风——用甘苦合酸寒之品凉肝解痉,透热养阴——温病邪热内炽,引动肝风,风火相扇之热盛动风证——羚角钩藤汤。

滋阴息风——用咸寒合酸甘之品育阴潜阳,滋水涵木——温病后期热入下焦,日久真阴亏损,肝木失养,虚风内动之证——三甲复脉汤、大定风珠。

10. 滋阴生津法的分类、作用及运用

滋养肺胃——用甘寒清润生津之品以滋养肺胃津液,又称甘寒生津法——温病气分邪热渐退,肺胃阴液未复,或肺胃阴伤之证——沙参麦冬汤、益胃汤。

增液润肠——用甘寒合咸寒之品滋润大肠津液以润下通便,又称增水行舟法——主治温病气分邪热渐解,津枯肠燥而便秘者,即所谓"无水舟停"——增液汤。

滋补真阴——用甘寒、咸寒、酸寒及血肉有情之品以填补真阴,壮水制火,又称滋补肝肾法——温病后期,温邪久羁,真阴耗损,邪少虚多之证——加减复脉汤。

11. 固脱救逆法的分类、作用及运用

益气敛阴——用甘温、甘酸补气敛阴之品,益气生津,敛阴固脱——温病气阴大伤而正气欲脱之证——生脉散。

回阳固脱——用甘温、辛热之品峻补阳气,回阳救逆——温病过程中阳气暴脱之证——参附汤、参附龙

牡汤。

【释难解疑】

1. 温病治法确立的依据

(1) 审查病邪性质：根据引起温病发生的各种病因种类和在病变中形成的各种病邪的性质而确定治法，即"审因论治"。

(2) 辨别病机变化：温病在不同的病变阶段和不同病变部位的证候及病机各不相同，针对这些具体证候及相应病机必须拟定相应的具体治法，所以辨别温病的证候及病机，是确定治法的重要依据。

(3) 针对特殊症状：在温病的发展过程中会出现一些特殊症状或危重危急症状，如神昏、痉厥、斑疹、虚脱等，针对这些特殊症状也必须分别确立相应的治法，如开窍、息风、化斑、透疹、固脱等，否则这些危重危急症状可直接影响病势的发展，甚至危及生命。

2. 泄卫透表法的运用要点

◆ 注意患者的体质和病邪兼夹。

◆ 一般忌用辛温发汗法，而重在疏解透表。

◆ 里热外发而无表证者，不可用本法。

◆ 治用辛凉，但也应注重疏散，用药不可过于寒凉。

◆ 使用本法应中病即止。

3. 清解气热法的运用要点

◆ 邪热已与有形实邪相搏结,不可单用本法。

◆ 病邪在表而未入气分,不宜盲目运用本法。

◆ 对湿中蕴热而流连气分时,当重视配伍祛湿药物。

◆ 素体阳虚者在使用本法时,切勿过剂。

◆ 具体运用时常与解表、养阴、宣肺、解毒、攻下等治法联合应用。

4. 和解祛邪法的运用要点

◆ 清泄少阳法虽有透邪泄热作用,但只适用于邪热夹痰湿在少阳者,对里热炽盛而无痰湿则不适用。

◆ 分消走泄与开达膜原二法清热之力较弱,其作用侧重于疏化湿浊,宣畅气机,故不宜用于湿已化热、热象较著及热盛津伤者。

5. 祛湿清热法的运用要点

◆ 本法为祛湿清热兼顾之法,二者不可偏废。

◆ 淡渗分利之品虽然主要用于湿热在下焦者,但上中焦有湿邪时,亦多配合使用,正如古人所说:"治湿之法,不利小便非其治也"。

◆ 应根据临床上湿与热的偏轻偏重,权衡所用祛湿、清热之品的侧重。

◆ 如素体阴液亏虚而又感受湿邪者,在使用祛湿法时应注意顾护其阴液。

◆ 对温病中出现的小便不利,不能一味用淡渗之品分利,区别不同情况施治。

6. 通下逐邪法的运用要点

◆ 如里热未成实结或里无郁热积滞者,不宜盲目使用本法。

◆ 使用通下法后,邪气复聚者可再度攻下,但要慎重掌握,避免过下伤正。

◆ 平素体虚或病中阴液、正气耗伤较甚而又里结者,不可单纯攻下。

◆ 由于津枯肠燥而致大便秘结者,应治以润肠增液,忌用苦寒攻下。

◆ 导滞通便法的适应证为湿热积滞胶结肠胃,因湿邪具黏滞之性,往往不能一下而解,需要多次下,故称"轻法频下"。

◆ 根据病情及兼夹病邪的不同而加减化裁。

7. 清营凉血法的运用要点

◆ 热在气分而未入营血者,不可早用本法。

◆ 营血分病变兼夹有湿邪者,应慎用本法。必要时应酌情配伍祛湿之品。

◆ 热入营血,多影响厥阴心、肝,常须与开窍、息风诸法相配合运用。

8. 开窍息风法的运用要点

◆ 未出现神志异常及动风惊厥者，一般不宜使用本法。

◆ 温病中出现神昏和动风的证候，当辨虚实，分别治之。

◆ 开窍息风法属应急治法，一旦神志恢复，动风停止，即不可再用。

◆ 在临床应用时，应注意祛除引起神志异常及动风惊厥的原因。

◆ 小儿患者在卫、气分阶段因高热而引起痉厥者，往往只需投用清热透邪之剂，或用物理降温方法，热退而抽搐自止，不一定都要用息风之法治疗，应注意辨察。

9. 滋阴生津法的运用要点

◆ 由于温病的病理变化是以阴液易于耗伤为主要特点，所以对温病的治疗非常重视顾护阴液。在温病初期，便应预护其虚；一旦阴液耗伤明显，便应配合养阴之法；在病之后期，则多以本法为主进行治疗。

◆ 阴伤而邪热仍盛或兼有他邪或兼阳气虚损者，滋阴法常与他法配合运用，如滋阴解表、滋阴通下、滋阴息风、滋阴清热、益气敛阴等。

◆ 对温病既有阴伤，又兼湿邪未化者，使用滋阴法时应注意滋阴而不碍湿,化湿而不伤阴。

◆ 凡体质偏于阳虚或脾虚便溏者应慎用本法,以免阴柔之品滋腻碍脾,影响运化或更伤阳气。

10. 固正救脱法的运用要点

◆ 固脱法为急救法,用药必须快速、及时、准确。

◆ 应根据病情轻重而适当掌握给药次数、间隔时间、用药剂量,并随时依据病情变化作相应调整。

◆ 运用本法后如虚脱得到纠正,即应注意有无邪热复炽、阴液欲竭等现象,并根据具体情况辨证论治。

11. 滋阴法在温病治疗中的重要意义

温病的特点是易化燥伤阴,尤其在温病的中期、极期和末期阶段,阴液受伤程度更为严重,而阴液受伤的程度与温病的预后有密切关系,因阴液为维持人体生命活动的精微物质,如阴液耗竭殆尽,生命活动即将停止。伤津轻的,易治,预后较好;伤阴重的,难治,预后较差。所以治疗温病必须时刻顾护阴液以扶正,所谓"留得一分津液,便有一分生机",说明滋阴法在温病的治疗中有着十分重要的意义。

【记忆小站】

1. 分消走泄

分消走泄指以宣展气机,泄化痰热法,分消三焦气分之邪。

2. 轻法频下

轻法频下指以缓下之剂,通导肠腑的湿热积滞,泻下郁热的方法,主治湿热积滞胶结胃肠之证。

3. 宣表化湿

宣表化湿指用芳香宣透之品以疏化肌表湿邪的方法。主治湿温初起,湿热病邪侵于卫表之证。

4. 分利湿邪

分利湿邪指以淡渗之品利尿渗湿,使邪从小便而去的方法。

5. 轻清宣气

轻清宣气指以轻清之品透热泄邪,宣畅气机的方法。

6. 透热转气

透热转气指邪入营分治以清营泄热法,在清营药中加入轻清之品,使营分热邪透出气分而解。

7. 开达膜原

开达膜原指以化湿疏利之品,如厚朴、草果、槟榔等,宣开透达膜原枢机,以解伏于膜原的湿热秽浊之邪的方法。

第七章 温病的预防

【重点直达】

熟悉中医药特色的温病预防方法。

中医药特色的温病预防方法

(1) 培固正气,增强体质:

和于术数,养生强体——正确掌握各种养生术,可有效地锻炼身体,增强体质。

起居有常,适应环境——顺应四时气候变化,可有效地保护人体正气,提高人体对温邪侵袭的抵御能力。

恬惔虚无,不妄劳作——调和情绪,保持良好的心态,可以维护体内气机活动的升降出入,从而增强体质,预防温邪外袭。

饮食有节,注意卫生——保持良好的生活和工作环境,养成个人良好的生活卫生习惯,可使脾胃功能强健,正气充足,"邪不可干"。

(2) 及时诊治,控制传播:

$$\left\{\begin{array}{l} 早期发现 \\ 早期隔离 \\ 早期治疗 \end{array}\right.$$

（3）预施药物，防止染病：

熏蒸祛邪法——即用药物燃烧烟熏或煮沸蒸熏。此法常用于以呼吸道为传播途径的温病的预防。

滴鼻驱邪法——即用药物滴入鼻腔，或喷入咽部，用于呼吸道传染病的预防。

预施药物法——即用一味或多味中药煎服，或制成丸、散剂内服以预防温病。

【释难解疑】

1. 温病预防的重要意义

温病是一类急性外感热病，其发病率高，多数具有程度不等的传染性、流行性，并且可以引起大流行，所以温病的预防具有十分重要的意义。同时温病又是可以预防的，如《素问·刺法论》指出："正气存内，邪不可干，避其毒气"，培固正气与"避其毒气"同时并举，可有效预防温病。

2. 古代对温病预防的认识

我国古代在认识温病的传染和流行的基础上，进一步认识到温病是可以预防的，提出了许多预防温病的方法和方药。如《素问·刺法论》指出："正气存内，邪不可干，避其毒气"，提出预防温病要培固正气与"避其毒气"同时并举。又《备急千金要方》谓："天地有斯瘴疠，还以天地所生之物防备之"，并把预防温病的方剂列于"伤寒"章之首,提出可以用药物来预防温病,并强调对温病必须把预防放在首位。具体的预防方法有:注意环境和个人卫生,注意防害除害,实施严格隔离,控制疾病传播,采用药物预防温病,预防接种等综合措施,涵盖了西医学之特异性免疫和非特异性免疫的内容。

【记忆小站】

1. 五疫

五疫原意为《素问·刺法论》之金、木、水、火、土5种疫病,现统指各种疫病。

2. 预防

预防指机体未病之前预先采取一定的方法和措施以防止疾病的发生,或既病之后积极诊疗以防止疾病传变。故又称未病先防或既病防变。

3. 恬惔虚无

恬惔虚无是指调和情绪,保持良好的心态,可以维护体内气机活动的升降出入,达到"真气从之,精神内守"的目的,从而增强体质,预防温邪外袭。

第八章　温热类温病

第一节　风温

【重点直达】

掌握本病的病因病机和传变特点。本病以肺经为病变中心，初起以肺卫表热证为特征，在病变中期，以邪热壅肺等气分证为主要病理改变，后期多表现为肺胃阴伤。

掌握本病的治疗方法。本病以清泄肺热为治疗原则，初起邪在肺卫，宜辛凉宣解；邪传气分而肺热炽盛，主以清热宣肺；阳明热炽主以辛寒清气；阳明腑实则治以苦寒攻下；邪陷心包当清心开窍；后期肺胃阴伤则宜甘寒清养肺胃之阴。

1. 风温的发病及病机演变

风热病邪

正气虚弱，
或起居不慎

邪犯肺卫——→邪传气分

肺 {
邪热壅肺
肺热移肠
肺热腑实
肺热发疹
}

阳明 {
热盛阳明
热结肠腑
胃热阴伤
}

肺胃阴伤

邪传心包 {
热陷心包
热陷心包兼阳明腑实
}

2. 风温的诊断依据

◆ 本病虽一年四季均可发生，但以春季及冬季为多。

◆ 发病急骤，初起即见发热、恶风寒、咳嗽、口微渴、舌苔薄白、舌边尖红、脉浮数等肺卫见症；继则出现邪热壅肺等气分症状，后期多呈现肺胃阴伤证候。

◆ 部分病例可出现神昏谵语，舌蹇肢厥等热陷心包症状。

3. 风温的治则治法

（1）治疗原则：清泄肺热。

（2）治法

风温初起邪在肺卫——辛凉解表。

$$邪传气分\begin{cases}肺经邪热壅盛——清热宣肺\\邪热传至胃肠\begin{cases}阳明热炽——辛寒透泄\\阳明腑实——苦寒攻下\end{cases}\end{cases}$$

逆传心包——清心开窍。

正气外脱——益气敛阴固脱或回阳固脱。

后期肺胃阴伤——甘寒滋养肺胃之阴。

4. 邪袭肺卫证的辨治

◆ 证候——发热,微恶风寒,无汗或少汗,头痛,咳嗽,口微渴,苔薄白,舌边尖红,脉浮数。

◆ 病机——风热侵袭肺卫。

◆ 治法——辛凉解表,宣肺泄热。

◆ 方药——银翘散、桑菊饮——金银花、连翘、桑叶、菊花、薄荷、牛蒡子、桔梗、甘草等。

5. 肺热炽盛的辨治

(1) 邪热壅肺

证候——身热,汗出,烦渴,咳喘,或咯痰黄稠,或带血,或痰呈铁锈色,胸闷胸痛,舌红苔黄,脉数。

病机——邪热壅阻肺经气分。

治法——清热宣肺。

方药——麻杏石甘汤、千金苇茎汤——麻黄、生石膏、杏仁、甘草、苇茎、薏苡仁、冬瓜仁、桃仁。

（2）肺热腑实

证候——潮热便秘，痰涎壅盛，喘促不宁，苔黄腻或黄滑，脉右寸实大。

病机——既有肺经痰热壅阻，又有肠腑热结不通。

治法——宣肺化痰，泄热攻下。

方药——宣白承气汤——生石膏、生大黄、杏仁、瓜蒌皮。

（3）肺热移肠

证候——身热，咳嗽，口渴，下利色黄热臭，肛门灼热，腹痛而不硬满，苔黄，脉数。

病机——肺胃邪热下移大肠。

治法——苦寒清热止利。

方药——葛根黄芩黄连汤——葛根、炙甘草、黄芩、黄连。

（4）肺热发疹

证候——身热，肌肤发疹，疹点红润，咳嗽，胸闷，舌红苔薄白，脉数。

病机——肺经气分热邪外窜肌肤，波及营络。

治法——宣肺泄热，凉营透疹。

方药——银翘散去豆豉，加细生地黄、丹皮、大青叶，倍玄参方——连翘、金银花、苦桔梗、薄荷、竹叶、生甘草、荆芥穗、牛蒡子、细生地黄、大青叶、丹皮、玄参。

6. 痰热结胸证的辨治

证候——身热面赤，渴欲凉饮，饮不解渴，得水则呕，胸脘痞满，按之疼痛，便秘，苔黄滑，脉滑数有力。

病机——邪热入里，与痰搏结于胸脘。

治法——清热化痰开结。

方药——小陷胸加枳实汤——黄连、瓜蒌、枳实、半夏。

7. 邪入阳明的辨治

（1）热炽阳明

证候——壮热，恶热，汗大出，面目红赤，渴喜冷饮，苔黄而燥，脉浮洪或滑数。

病机——阳明无形邪热内盛。

治法——清热保津。

方药——白虎汤——知母、石膏、甘草、粳米。

（2）热结肠腑

证候——潮热，时有谵语，大便秘结，或纯利恶臭稀水，腹部胀满硬痛，苔老黄而燥，脉沉实有力。

病机——肺经邪热传入胃肠，与肠中积滞糟粕相结。

治法——软坚攻下泄热。

方药——调胃承气汤——大黄、芒硝、甘草。

（3）胃热阴伤

证候——身热自汗，面赤，口舌干燥而渴，纳谷不馨，虚烦不眠，气短神疲，舌红苔黄而燥干，脉细数。

病机——胃热津伤。

治法——清泄胃热，生津益气。

方药——竹叶石膏汤——竹叶、生石膏、半夏、麦冬、人参、甘草、粳米。

8. 热入心包的辨治

（1）热陷心包

证候——神昏谵语，或昏愦不语，身体灼热，四肢厥冷，舌蹇，舌色鲜泽，脉细数。

病机——肺卫之邪不顺传气分，而直接传入心包。

治法——清心开窍。

方药——清宫汤送服安宫牛黄丸、紫雪丹、至宝丹——玄参、莲子心、竹叶卷心、连翘心、犀角尖（用代用品）、连心麦冬。

（2）热入心包兼阳明腑实

证候——身热，神昏，舌蹇，肢厥，便秘，腹按之硬痛，舌绛，苔黄燥，脉数沉实。

病机——手厥阴心包与手阳明大肠俱病。

治法——清心开窍，攻下腑实。

方药——牛黄承气汤——安宫牛黄丸、生大黄末。

9. 正气外脱的辨治

证候——身体灼热,神志昏愦,倦卧,气息短促,汗多,脉散大或细数无力;或发热骤退,面色苍白,四肢厥冷,汗出不止,虚烦躁扰,气息短促,舌淡,脉微细欲绝。

病机——正气暴脱或内闭外脱。

治法——益气敛阴固脱或回阳固脱,或配合清心开窍。

方药——生脉散、参附汤,内闭外脱者配合安宫牛黄丸——人参、麦冬、五味子或人参、附子。

10. 余邪未净,肺胃阴伤的辨治

证候——低热或不发热,干咳或痰少而黏,口舌干燥而渴,舌干红少苔,脉细。

病机——邪热未尽,肺胃阴伤。

治法——滋养肺胃,清涤余邪。

方药——沙参麦冬汤——沙参、玉竹、生甘草、冬桑叶、麦冬、生扁豆、天花粉。

【释难解疑】

1. 风温的辨证要点

◆ 辨析肺经证候——风温以手太阴肺为病变中心,初起即见肺卫表证,继则邪热壅肺,后期多表现为肺胃阴伤。

◆ 辨析相关脏腑的病变——病程中易见肺热移

胃,肺热移肠,肺热波及营分,扰及血络等病变。

◆ 辨析证候的演变——邪热由肺卫传入肺、胃、肠腑,热势虽盛,但邪尚在气分;若出现神昏谵语,多为邪热传入心包,病情较重;如正气外脱或化源欲绝,则病情更为危重。

2. 银翘散与桑菊饮运用比较

	银 翘 散	桑 菊 饮
共同点	均为辛凉解表方剂,适用于风热侵犯肺卫之证	
组方特点	方中有荆芥、豆豉等辛散透表之品合于辛凉药物中,其解表之力较胜,故称为"辛凉平剂",且金银花、连翘用量较大,并配竹叶,清热作用较强	方中多为辛凉之品,力轻平和,其解表之力逊于银翘散,为"辛凉轻剂",但方中有杏仁肃降肺气,其止咳作用较银翘散为优
适应证特点	风热病邪侵袭肺卫,偏于表热较重,以发热、微恶风寒、咽痛等为主要表现者	风热病邪侵袭肺卫,偏于肺失宣降,表证较轻,以咳嗽为主症者

3. 宣白承气汤与葛根黄芩黄连汤运用比较

	宣白承气汤	葛根黄芩黄连汤
共同点	均可治疗肺肠同病证	
病机特点	既有肺经痰热壅阻,又兼肠腑热结不通	肺热下迫大肠而运化失司

	宣白承气汤	葛根黄芩黄连汤
适应证特点	潮热便秘,痰壅喘促等症。若为热结旁流的腑实证则为燥屎内结,粪水从旁而流下,所以下利多恶臭稀水,腹部必硬满,按之作痛	身热,咳嗽,下利稀便,色黄热臭。其特点是下利多为黄色稀便而非稀水;又因为本证内无燥屎结于肠腑,所以虽可出现腹痛,但按其腹部并无硬满感觉
治法	宣肺化痰,泄热攻下	苦寒清热止利

4. 麻杏石甘汤与千金苇茎汤运用比较

	麻杏石甘汤	千金苇茎汤
共同点	均可用于风温邪热壅肺证	
组方特点	宣肺作用较强	清泄肺热和化痰排脓为主
适应证特点	用于咳喘较甚者为宜	适用于肺热甚并有化痈倾向,而肺气郁闭不甚者

5. 白虎加人参汤与竹叶石膏汤运用比较

	白虎加人参汤	竹叶石膏汤
共同点	均可用于阳明热盛兼气阴两伤之证	
病机特点	气分极期,以邪甚热炽为主,正虚次之	虽有胃热,而气阴不足较甚
适应证特点	阳明四大症俱见,伴背微恶寒,脉洪大而扎	阳明四大症已不典型,而阴虚之象较明显

6. 白虎汤运用的"四禁"

◆ 脉浮弦而细者，不可与也——邪在肌表、少阳以及阴伤者不可用。

◆ 脉沉者，不可与也——里虚者不可用，阳明腑实或阴寒内结者不可用。

◆ 不渴者，不可与也——里热不盛不可用。

◆ 汗不出者，不可与也——热势不浮盛者不可用。

7. "热结旁流"与"肺热移肠"下利的辨治

"热结旁流"多由肺经邪热不解，传入胃肠，与肠中积滞糟粕相结，若是燥屎内阻，粪水从旁流下，则可表现为利下纯水，其所下之水必恶臭异常，且肛门有灼热感；燥屎内结，腑气壅滞不通，所以腹部胀满硬痛，按之痛甚；热结于内，里热熏蒸，腑热上扰神明，则时有谵语；苔黄燥或灰黑而燥，脉沉实有力，均为里热成实之象。治当软坚攻下泄热，方用调胃承气汤。

"肺热移肠"即肺胃邪热下移大肠。肺与大肠相表里，肺热不解，邪热下迫大肠，传导失司，故下利色黄热臭，肛门灼热，伴见身热、咳嗽、口渴，苔黄，脉数。治当苦寒清热止利，方用葛根黄芩黄连汤。

【记忆小站】

1. 内闭外脱

内闭指热闭心包，外脱指元气或阳气外脱。温病过程中，若患者出现神昏谵语，舌蹇肢厥的同时，伴有气息短促，汗多，脉散大或面色苍白，四肢厥冷，冷汗不止，其既有热闭心包，又伴元气或阳气外脱者，称为内闭外脱。

2. 逆传心包

逆传心包指肺卫之邪热直接内陷心包，出现神昏谵语、舌蹇、肢厥等症，这种传变形式是与肺卫之邪顺传阳明的病机相比较而言的。

3. 辛凉轻剂

辛凉轻剂指在辛凉解表剂中，选用药量较轻的辛凉轻清宣透之品组成的方剂，如桑菊饮。与银翘散比较，本剂解表之力较轻，吴鞠通称之为辛凉轻剂。

4. 热结旁流

热结旁流是阳明腑实证的一种表现。由于邪热与燥屎搏结于里，肠腑水液从燥屎旁边流过而下利清水，其气臭秽异常，故称为热结旁流。

5. 热深厥深

热深厥深是一种病理现象。温病过程中，由于邪热内伏，阳气被邪热闭郁于内，不能外达四肢，出现身体灼热而手足厥冷的证候，热邪愈深伏，手足厥冷越甚。

第二节 春 温

【重点直达】

掌握本病的发病机制和传变规律。本病既可自发又可新邪引发,初发多见气分、营分证或卫气、卫营同病;继则热炽气分、气营(血)两燔,易动风闭窍,阴脱阳亡;后期易致热灼真阴、虚风内动或邪留阴分。

掌握本病主要证候类型及其辨证和治疗。本病以清泄里热为基本治则,在整个治疗过程中,应注重使用清热、养阴、透邪三法,并需根据病情,灵活运用他法。若夹食、夹痰、夹瘀者,又当配合消食、化痰、活血等法。

1. 春温的发病及病机演变

外因——春季的温热病邪侵袭

内因——阴精先亏,正气不足

2. 春温的诊断依据

发病季节——春季。

初起症状——发病急骤，热象较重，初起即见里热证候，有发于气分、发于营分之别；少数病例可伴见恶寒头痛等卫表证候。

症状特点——病程中极易出现斑疹、痉厥、神昏等危重证候。

后期表现——后期易出现肝肾阴伤、虚风内动等病变。

3. 春温的治则治法

(1) 治则：清泄里热，并注意透邪外出，顾护阴液。

(2) 治法

热郁少阳——苦寒清泄里热。

热郁营分——清营解毒，透热外达 $\begin{cases} 凉血散血 \\ 凉肝息风 \\ 清心开窍 \end{cases}$

热炽气分——清气泄热 $\begin{cases} 清泄膈热 \\ 辛寒清气 \\ 通腑泄热 \\ 清热解毒 \end{cases}$

热伤肝肾阴精——滋养肝肾阴精。

余邪留伏阴分——滋阴透邪。

4. 春温初发证的辨治

（1）气分郁热

证候——身热，口苦而渴，干呕，心烦，小便短赤，胸胁不舒，舌红苔黄，脉弦数。

病机——温热病邪郁发于少阳胆腑气分。

治法——苦寒清热，宣郁透邪。

方药——黄芩汤加豆豉、玄参方——黄芩、芍药、炙甘草、大枣、淡豆豉、玄参。

（2）卫气同病

证候——发热恶寒，无汗或有汗，头项强痛，肢体酸痛，心烦口渴，腹胀，便干，苔黄燥，脉滑数或弦数。

病机——新感时令之邪引动内伏气分之郁热，卫气同病。

治法——解表清里。

方药——增损双解散——白僵蚕、全蝉蜕、广姜黄、防风、薄荷、荆芥穗、当归、白芍、黄连、连翘、栀子、黄芩、桔梗、石膏、滑石、甘草、大黄、芒硝。

（3）热灼营分

证候——身热夜甚，心烦躁扰，甚或时有谵语，斑点隐隐，咽燥口干反不甚渴饮，舌红绛，苔薄或无苔，脉细数。

病机——温热病邪直犯营分。

治法——清营泄热。

方药——清营汤——犀角（用代用品）、生地黄、玄参、竹叶心、麦冬、丹参、黄连、金银花、连翘。

（4）卫营同病

证候——发热，微恶风寒，咽痛，咳嗽，口渴，肌肤斑点隐隐，心烦躁扰，甚或时有谵语，舌红绛、苔黄白相兼，脉浮弦数。

病机——新感时令之邪引动内伏营分之郁热。

治法——泄卫透营。

方药——银翘散去豆豉加细生地、丹皮、大青叶，倍玄参方——金银花、连翘、荆芥、薄荷、牛蒡子、生地黄、玄参、丹皮、大青叶。

5. 春温邪盛气分的辨治

（1）热灼胸膈

证候——身热不已，面红目赤，胸膈灼热如焚，烦躁不安，唇焦咽燥，口渴，口舌生疮，齿龈肿痛，或大便秘结，舌红苔黄，脉滑数。

病机——热郁化火，燔灼胸膈。

治法——清泄膈热。

方药——凉膈散——大黄、朴硝、甘草、山栀子、薄荷叶、黄芩、连翘。

（2）阳明热炽

证候——壮热，面赤，汗多，心烦，渴喜凉饮，舌红苔黄而燥，脉洪大或滑数。

病机——阳明里热炽盛。

治法——清热保津。

方药——白虎汤——石膏、知母、甘草、粳米。

（3）热结肠腑

1）阳明腑实兼阴液亏虚

证候——身热，腹满便秘，口干唇裂，舌苔焦燥，脉沉细。

病机——阳明腑实，阴液亏虚。

治法——攻下腑实，滋阴增液。

方药——增液承气汤——玄参、麦冬、细生地黄、大黄、芒硝。

2）阳明腑实兼气液两伤

证候——身热，腹满便秘，口干咽燥，倦怠少气，撮空摸床，肢体震颤，目不了了，苔干黄或焦黑，脉沉弱或沉细。

病机——阳明腑实，气阴两伤。

治法——攻下腑实，补益气阴。

方药——新加黄龙汤——细生地黄、麦冬、玄参、生大黄、芒硝、生甘草、人参、当归、海参、生姜汁。

3）阳明腑实兼小肠热盛

证候——身热,腹满便秘,小便涓滴不畅,溺时疼痛,尿色红赤,时烦渴甚,舌红脉数。

病机——热结肠腑,小肠热盛。

治法——攻下肠腑热结,清泄小肠邪热。

方药——导赤承气汤——赤芍、细生地黄、生大黄、黄连、黄柏、芒硝。

6. 春温热炽营血的辨治

（1）气营（血）两燔

1）气营两燔

证候——壮热,目赤,头痛,口渴饮冷,心烦躁甚或谵语,斑点隐隐,苔黄,脉滑数、弦数或洪大有力。

病机——气分邪热未解,营分热毒又盛。

治法——气营两清。

方药——玉女煎去牛膝熟地黄加细生地黄玄参方——生石膏、知母四、玄参、细生地黄、麦冬。

2）气血两燔

证候——身灼热,大渴引饮,头痛如劈,骨节烦痛,烦躁不安,甚则昏狂谵妄,或发斑吐衄,舌绛或深绛。

病机——热毒充斥气血,气血两燔。

治法——气血两清。

方药——化斑汤、清瘟败毒饮——生石膏、知母、玄参、犀角（用代用品）、黄连、生栀子、黄芩、赤芍、连翘、丹皮。

（2）热盛动血

证候——身灼热，躁扰不安，或昏狂谵妄，斑疹密布，色深红或紫黑，吐衄便血，舌深绛，脉数。

病机——热毒炽盛于血分，迫血妄行，热瘀交结。

治法——凉血散血，清热解毒。

方药——犀角地黄汤——干地黄、生白芍、丹皮、犀角（用代用品）。

（3）热与血结

证候——身热，少腹坚满，按之疼痛，小便自利，大便色黑，神志如狂，或清或乱，口干而漱水不欲咽，舌紫绛或有瘀斑，脉沉实而涩。

病机——热毒内陷血分，热与血结，蓄于下焦。

治法——泄热通结，活血逐瘀。

方药——桃仁承气汤——大黄、芒硝、桃仁、当归、芍药、丹皮。

7. 春温阳气暴脱的辨治

证候——身热骤降，四肢逆冷，面色苍白，冷汗淋漓，皮肤出现花纹，斑疹成片色紫黯，呼吸短促或微弱，舌淡，脉微细欲绝。

病机——邪陷正衰而致阳气暴脱。

治法——回阳救逆。

方药——回阳救急汤——熟附子、干姜、人参、甘草、白术、肉桂、陈皮、五味子、茯苓、半夏。

8. 春温热盛动风的辨治

证候——身热壮盛，头晕胀痛，烦闷躁扰，甚则狂乱，神昏痉厥，或见颈项强直，角弓反张，舌干红绛，脉弦数。

病机——邪热内陷厥阴，热盛引动肝风。

治法——清热凉肝息风。

方药——羚角钩藤汤——羚角片、桑叶、川贝、鲜生地黄、双钩藤、滁菊花、茯神、生白芍、生甘草、鲜竹茹。

9. 热灼真阴的辨治

（1）真阴亏损

证候——身热不甚，久留不退，午后面部潮红，或颧赤，手足心热甚于手足背，咽干齿黑，或神倦，耳聋，舌质干绛，甚或紫黯痿软，脉虚软或结代。

病机——热毒余邪久羁，损伤肝肾阴液。

治法——滋补肝肾真阴。

方药——加减复脉汤——炙甘草、干地黄、生白芍、麦冬、阿胶、麻仁。

（2）阴虚风动

证候——低热，手指蠕动，口角颤动，或瘈疭，心中憺憺大动,甚则时时欲脱,形消神倦,齿黑唇焦,舌干绛或光绛,脉虚弱或细促。

病机——肾阴耗损,水不涵木,致虚风内动。

治法——滋阴养血,潜阳息风。

方药——三甲复脉汤、大定风珠——炙甘草、干地黄、生白芍、麦冬、阿胶、麻仁、生牡蛎、生鳖甲、生龟甲、鸡子黄。

(3) 阴虚火炽

证候——身热不甚,心烦不得卧,口燥咽干,舌红苔黄或薄黑而干,脉细数。

病机——邪热久羁而灼伤肾阴,水火不济而致心火亢盛。

治法——清心火,滋肾水。

方药——黄连阿胶汤——黄连、黄芩、阿胶、白芍、鸡子黄。

10. 邪留阴分的辨治

证候——夜热早凉,热退无汗,能食形瘦,舌红少苔,脉沉细略数。

病机——余邪留伏阴分。

治法——滋阴清热,搜邪透络。

方药——青蒿鳖甲汤——青蒿、鳖甲、细生地黄、知母、丹皮。

【释难解疑】

1. 春温的辨证要点

◆ 辨初起证候——本病初起时当辨其发于气分和营分的不同。同时，还应辨识表证之有无。

◆ 辨邪实正虚——本病患者多为阴精先亏，复感温热病邪而发，病程中每呈邪热亢盛与阴液耗损并存的虚实错杂之候。

◆ 辨动风虚实——春温每多动风之变，可见于中期或末期，其辨析关键在于审虚实。实风多见于春温极期，系热盛动风之候，其证属实；虚风每见于春温后期，乃阴虚动风之候，其证属虚。

2. 春温与风温的鉴别

鉴别要点	春　温	风　温
发病季节	春季	四季均有，冬春居多
病　因	温热病邪	风热病邪
初期证候	初起即可见身灼热、烦渴，苔黄，甚则神昏、痉厥、斑疹等里热证候	初起见有发热，微恶风寒、咳嗽，口微渴，舌苔薄白，舌边尖红，脉浮数等肺卫表热证
证候演变	初起病变部位在气分或营分，病情重、变化快，后期常见肝肾阴伤证候	初起病变部位在肺卫，后期易出现肺胃阴伤之象

3. 黄芩汤加豆豉、玄参方与小柴胡汤运用比较

	黄芩汤加豆豉、玄参方	小柴胡汤
共同点	均治邪在少阳之证	
病机特点	温热病邪郁发于少阳胆腑气分	伤寒邪在少阳,属少阳经证,邪在半表半里
适应证特点	身热,口苦而渴,干呕,心烦,小便短赤,胸胁不舒,舌红苔黄,脉弦数	寒热往来、胸胁苦满为主症
治法	苦寒清热,宣郁透邪	和解少阳

4. 肺热发疹与卫营同病的比较

	肺热发疹	卫营同病
共同点	二证都有发热、咳嗽,皮疹等症状,均可用银翘散去豆豉加细生地、丹皮、大青叶,倍玄参方治疗	
病机特点	肺经气分邪热外窜肌肤,波及营络,变重心在气分	新感时令之邪引动内伏营分之郁热所致,为表有客邪,营分热郁,营热炽盛,损伤血络
病位	气分	卫分,营分
症状特点	皮疹多为充血性,按之退色,伴身热,咳嗽,胸闷,舌红苔薄白,脉数	皮疹多为出血性,按之不退色,伴发热,微恶风寒,咽痛,咳嗽,口渴,心烦躁扰,甚或时有谵语,舌红绛,苔黄白相兼,脉浮弦数

5. 热盛动风与阴虚风动的比较

	热 盛 动 风	阴 虚 风 动
共同点	二证都有动风的临床表现,治疗均要息风	
病机特点	邪热炽盛,筋脉受邪热燔灼,热极生风	肾阴耗损,水不涵木,致虚风内动
症状特点	发作急骤,手足抽搐频繁有力,两目上视,牙关紧闭,颈项强直,甚则角弓反张,同时可见壮热、神昏、舌红赤、脉弦数有力等邪热内盛症状	抽搐无力,或为手指徐徐蠕动,或口角微微颤动、抽搐,心中憺憺悸动,同时可伴见低热、颧红、五心烦热、消瘦、神疲、口干、失语、耳聋、舌绛枯萎等症状
病程阶段	多见于温病的极期	多见于温病后期
治法	清热凉肝,息风止痉	滋阴补肾,潜阳息风
代表方	羚角钩藤汤	三甲复脉汤、大定风珠

6. 五加减承气汤的区别运用

	宣白承气汤	牛黄承气汤	增液承气汤	导赤承气汤	新加黄龙汤
病机	既有肺经痰热壅阻,又兼肠腑热结不通	手厥阴心包与手阳明大肠俱病	阳明腑实,阴液亏虚	阳明热结,小肠热盛	阳明腑实,气液两虚

	宣白承气汤	牛黄承气汤	增液承气汤	导赤承气汤	新加黄龙汤
症状	潮热便秘,痰涎壅盛,喘促不宁,苔黄腻或黄滑,脉右寸实大	身热,神昏,舌謇,肢厥,便秘,腹部按之硬痛,舌绛,苔黄燥,脉数沉实	身热,腹满便秘,口干唇裂,舌苔焦燥,脉沉细	身热,腹满便秘,口干咽燥,倦怠少气,撮空摸床,肢体震颤,目不了了,苔干黄或焦黑,脉沉弱或沉细	身热,腹满便秘,小便滴滴不畅,溺时疼痛,尿色红赤,时烦渴甚,舌红脉数
治法	宣肺化痰,泄热攻下	清心开窍,攻下腑实	攻下腑实,滋阴增液	攻下肠腑热结,清泄小肠邪热	攻下腑实,补益气阴
药物	生石膏、生大黄、杏仁、瓜蒌皮	安宫牛黄丸、生大黄末	玄参、麦冬、细生地、大黄、芒硝	赤芍、细生地、生大黄、黄连、黄柏、芒硝	细生地、麦冬、玄参、生大黄、芒硝、生甘草、人参、当归、海参、姜汁

7. 温病热郁少阳证与伤寒邪在少阳证的区别

温病热郁少阳证,为温热病邪郁发于少阳胆腑气分所致;热郁气分,胆火上扰,胆热犯胃,胃失和降为主要病机,症见:身热,口苦而渴,干呕,心烦,小便短赤,胸胁不舒,舌红苔黄,脉弦数等。伤寒邪在少阳证,属少阳经证,邪在半表半里,故以寒热往来、胸胁苦满为主症。

【记忆小站】

1. 伏邪自发

指伏气温病初起但见里热炽盛的表现,为里邪郁极而外发所致。

2. 新感引发

指伏气温病初起除了见里热炽盛的表现外,兼有恶寒、头痛等卫表症状,为外感时令之邪,引动内伏之邪而发病。

3. 热闭心包

指温病极期阶段,邪热炽盛,传入心包,扰乱神明,而致神昏谵语,或昏愦不语,身热肢厥,舌謇等危重证候。

4. 虚风内动

指温病后期,肝肾阴虚,水不涵木,筋脉失养,而致手指蠕动,口角颤动,或瘛疭,形消神倦,齿黑唇焦,舌干绛或光亮,脉虚弱或细促等证候。

5. 阳气暴脱

指邪热内陷,正气虚衰,而致阳气暴脱之危证。临床见身热骤降,面色苍白,汗出淋漓,神识昏迷,呼吸短促或微弱,舌淡,脉微细欲绝等。

第三节　暑温

【重点直达】

掌握本病的病因病机和传变特点。本病起病较急，初起即见暑入阳明气分，较少卫分过程；易于损伤正气，重者可导致正气虚脱；病程中易于出现内陷心营，燔灼血分，引动肝风等危重病证。

掌握本病的治疗。本病的治疗以清暑泄热为基本治疗原则，初起暑在阳明气分，治以辛寒清气，涤暑泄热；进而暑伤津气，治宜甘寒之剂以清热生津；津伤气脱则应予甘酸之品以益气敛津固脱。暑邪内传心营，引起闭窍、动风、出血，则需根据病情而分别采用清营凉血、开窍、息风等法。

1. 暑温的发病及病机演变

外感暑热病邪

↓　　元气亏虚

暑入阳明 ⟶ 暑伤津气 ⟶ 津气欲脱 ⟶ 正气暴脱

↓

暑入心营
气营两燔
暑热动风 ⟩⟶ 暑入心肾 ⟶ 痰瘀滞络
暑伤肺络
暑入血分

2. 暑温的诊断依据

◆ 发病季节——本病发病有明显的季节性,病发于夏暑季节,即夏至到处暑期间。

◆ 初起症状——起病急骤,初起即见高热,汗多,烦渴,脉洪大等阳明气分热炽证候,较少卫分过程。

◆ 传变特点——病程中传变迅速,变化较多,易见津气欲脱,神昏,痉厥,出血等危重证候。

◆ 后期表现——后期多见气阴亏虚、正虚邪恋之证。部分患者因病程中闭窍、动风持续时间较长,常有痰瘀留滞的后遗症。

3. 暑温的治则治法

(1)治则:清暑泄热。

(2)治法

$$
暑在气分\begin{cases} 初起暑入阳明——辛寒清气,涤暑泄热 \\ 暑伤津气——甘寒之剂以清热生津 \\ 津气大伤——益气敛津,酸苦之品以泄\\ \qquad\qquad 热生津 \end{cases}
$$

闭窍、动风、动血——清营凉血,化痰开窍,凉肝息风。

4. 暑温气分证的辨治

(1)暑入阳明

证候——壮热汗多,口渴心烦,头痛且晕,面赤气粗,或背微恶寒,苔黄燥,脉洪数或洪大而芤。

病机——暑热侵入阳明气分,邪正剧烈交争。

治法——清泄暑热。津气耗伤者兼以益气生津。

方药——白虎汤,白虎加人参汤——生石膏、知母、甘草、白粳米、人参。

（2）暑伤津气

证候——身热心烦,溺黄,口渴自汗,气短而促,肢倦神疲,苔黄干燥,脉虚无力。

病机——暑热亢盛,津气两伤。

治法——清热涤暑,益气生津。

方药——王氏清暑益气汤——西洋参、石斛、麦冬、黄连、竹叶、荷梗、知母、甘草、粳米、西瓜翠衣。

（3）津气欲脱

证候——身热骤退,汗出不止,喘喝欲脱,脉散大。

病机——津气耗伤过甚而致津气欲脱。

治法——益气敛津,扶正固脱。

方药——生脉散——人参、麦冬、五味子。

（4）热结肠腑

证候——身灼热,日晡为甚,腹胀满硬痛,谵语狂乱,大便秘结或热结旁流,循衣摸床,舌卷囊缩,舌红、苔黄燥,脉沉数。

病机——暑热伤津,热结阳明腑实。

治法——通腑泄热,热毒盛者,伍以清热解毒。

方药——调胃承气汤、解毒承气汤——大黄、芒硝、白僵蚕、蝉蜕、黄连、黄芩、黄柏、栀子、枳实、厚朴。

5. 暑温营血分证的辨治

(1) 暑入心营

证候——灼热烦躁,夜寐不安,时有谵语,舌蹇肢厥,舌红绛,脉细数;或猝然昏倒,不省人事,身热肢厥,气粗如喘,牙关微紧,舌绛脉数。

病机——暑热之邪直入心营而内闭心包。

治法——凉营泄热,清心开窍。

方药——清营汤送服安宫牛黄丸、紫雪丹——犀角、生地、玄参、竹叶心、麦冬、丹参、黄连、金银花、连翘。

(2) 气营两燔

证候——壮热,头痛如劈,口渴饮冷,心烦躁扰,甚或神昏谵语,或有斑点隐隐,舌绛、苔黄燥,脉弦数或洪大有力。

病机——气分暑热未解,营热又盛,热邪炽盛于气营。

治法——清气凉营,解毒救阴。

方药——玉女煎去牛膝熟地黄加细生地黄玄参方——生石膏、知母、玄参、细生地黄、麦冬。

（3）暑热动风

证候——身灼热，四肢抽搐，甚则角弓反张，神志不清，或喉有痰壅，脉弦数或弦滑。

病机——暑热亢盛，引动肝风。

治法——清泄暑热，息风定痉。

方药——羚角钩藤汤——羚角片、桑叶、川贝、鲜生地、双钩藤、滁菊花、茯神、生白芍、生甘草、鲜竹茹。

（4）暑入血分

证候——灼热躁扰，神昏谵妄，斑疹密布，色呈紫黑，吐血、衄血、便血，或兼见四肢抽搐，角弓反张，舌深绛、苔焦黄。

病机——暑热火毒燔灼血分，内陷心包，生痰动风。

治法——凉血解毒，开窍息风。

方药——神犀丹合安宫牛黄丸——乌犀角（用代用品）、石菖蒲、黄芩、生地黄、金银花、连翘、板蓝根、香豉、玄参、天花粉、紫草。

（5）暑伤肺络

证候——灼热烦渴，咯血或痰中带血丝，甚则口鼻涌血，烦躁不安，舌质红，苔黄而干，脉细数。

病机——暑热化火，灼伤肺络。

治法——凉血解毒，清暑安络。

方药——犀角地黄汤合黄连解毒汤——犀角（用

代用品)、生地黄、丹皮、白芍、黄连、黄柏、黄芩、山栀。

6. 暑温后期的辨治

(1) 暑伤心肾

证候——心热烦躁,消渴不已,肢体麻痹,舌红绛,苔薄黄或薄黑而干,脉细数。

病机——暑热久羁,水火不济。

治法——清心泻火,滋养肾水。

方药——连梅汤——黄连、乌梅、麦冬、生地黄、阿胶。

(2) 暑热未净,痰瘀滞络

证候——低热不退,心悸烦躁,手足颤动,神情呆钝,默默不语,甚则痴呆,失语,失明,耳聋,或见手足拘挛,肢体强直,瘫痪等。

病机——余热夹痰瘀阻滞络脉,气钝血滞,机窍阻闭。

治法——清透余热,化痰祛瘀搜络。

方药——三甲散——醋地鳖虫、醋炒鳖甲、土炒穿山甲、生僵蚕、柴胡、桃仁泥。

【释难解疑】

1. 对"夏暑发自阳明"的理解

暑为火热之邪,其性酷烈,传变迅速,故侵犯人体后大多直接入于气分,一般没有明显的卫分过程,初起即见壮热,汗多,口渴,脉洪等阳明气分热盛证候。叶天士所说:"夏暑发自阳明",即揭示了暑温发病初起的病理特点。

2. 暑温的辨证要点

◆ 辨病邪兼夹——本病初起的典型表现为阳明气分热盛证候,也有初起见卫表症状者,但为时短暂,随即传入阳明气分而见气分热盛之象。若证见高热,同时有背微恶寒者,为暑温阳明热盛而多汗,阳气随汗外泄所致,并非邪在卫表之征。

◆ 辨邪热轻重——暑温病火势亢盛程度每与病情轻重密切相关。一般而言,邪热越盛则越易导致津气外脱、闭窍动风、伤络动血等严重病变。

◆ 辨正伤程度——本病过程中尤易耗伤津气,导致多种凶险危证,所以应对气阴耗伤程度予以重视。

◆ 辨昏痉先兆——本病起病急,传变快,神昏、抽搐往往突然发生,为掌握治疗的主动,当对其先兆表现详加辨析,以便及早发现。

3. 对"暑病首用辛凉,继用甘寒,再用酸泄、酸敛"的理解

暑温初起暑入阳明,气分热盛者,治以辛寒清气,涤暑泄热;如进而伤及津气,则宜甘寒之剂以清热生津;若暑邪虽去而津气大伤,又当以甘酸之品以益气敛津,酸

苦之品以泄热生津。正如叶天士引用张凤逵所说:"暑病首用辛凉,继用甘寒,再用酸泄、酸敛。"即概括指出了本病气分阶段治疗的基本大法。

4. 对"治暑之法,清心利小便最好"的理解

暑温为暑热病邪所致,"暑气通于心",心与小肠相表里,故清心涤暑,导热下行,给暑热外出之机,亦是治暑大法之一。如王纶在《明医杂著》中所说:"治暑之法,清心利小便最好。"特别是兼夹湿邪者,更应注意导湿下行。

5. 王氏清暑益气汤与白虎加人参汤运用比较

	王氏清暑益气汤	白虎加人参汤
共同点	均为清热涤暑、益气生津之剂	
组方特点	清泄暑热之力不及白虎加人参汤,但养阴生津益气之力较强	清暑泄热之力较强
适应证特点	暑热稍轻,津气耗伤较甚之证	暑入阳明,暑热较盛而津气耗伤较轻之证
用药	西洋参、石斛、麦冬、黄连、竹叶、荷梗、知母、甘草、粳米、西瓜翠衣	生石膏、知母、甘草、白粳米、人参

【记忆小站】

1. 暑厥

暑厥指暑热病邪直入心营,内闭心包所致,以猝然

昏厥为特征的病证。

2. 暑痫

暑痫指暑热病邪直入厥阴,引动肝风所致,以猝然痉厥为特征的病证。

3. 暑瘵

暑瘵指暑热化火,灼伤肺络所致,以骤然咯血、咳嗽为特征的病证。

4. 暑温

暑温指发于夏季,由暑热病邪引起的一类急性热病,初起即有气分热盛证候,病变迅速,易伤津耗气,多闭窍动风。

5. 中暑

中暑指暑热之邪直入心包导致的突然昏倒的病证。

第四节 秋燥

【重点直达】

掌握秋燥的病因病机和传变特点。本病初起燥袭肺卫,如肺卫之燥热不解,邪即从卫入气,出现燥热伤肺、肺燥肠热、肺燥肠闭、肺胃阴伤等病理改变。后期常见余热未净,肺胃津伤。本病较少深入营血或耗伤肾阴。

掌握秋燥病的治疗。本病以润燥祛邪为治疗原则。

初起燥袭肺卫,治以辛凉甘润,宣肺疏卫;气分阶段燥热伤肺,治以清肺润燥,养阴生津;肺燥肠热则润肺清肠;肺燥肠闭则肃肺润肠;肺胃阴伤则甘寒滋润,清养肺胃。燥热深入营血则清营凉血。后期肺胃津伤则甘寒生津,滋养肺胃。若热烁真阴则滋养肝肾,潜镇虚风。

1. 秋燥的发病及病机演变

2. 秋燥的诊断依据

◆ 明显的季节性——多发于秋令燥热偏盛的初秋。

◆ 初起症状——发病初起有发热恶寒、咳嗽等肺卫见症,同时伴有口、鼻、唇、咽、皮肤等津液干燥的征象。

◆ 病情特点——本病的病变重心在肺,病情较轻,传变较少,后期以肺胃阴伤者为多,少有传入下焦者。

3. 秋燥的治则治法

(1) 治则:滋润祛邪。

（2）治法

上燥治气——初起邪在肺卫——辛凉甘润——"治气"即为"治肺"。

中燥增液——燥热已炽，津伤尤甚——甘寒之品，补养胃阴，滋润肠液，清养并施。

下燥治血——燥热久羁，肝肾真阴易伤——甘寒、酸寒、咸寒之品滋养肝肾阴液。

（3）治禁：最忌苦燥伤阴。

4. 秋燥邪犯肺卫的辨治

症状——发热，微恶风寒，头痛，少汗，咳嗽少痰或吐黏痰，咳甚则声音嘶哑，咽干鼻燥，口渴，舌边尖红，苔薄白欠润，右寸脉数大。

病机——燥热病邪侵袭肺卫，肺气失宣，津液受伤。

治法——辛凉甘润，轻透肺卫。

方药——桑杏汤——桑叶、杏仁、沙参、象贝、香豉、栀皮、梨皮。

5. 秋燥邪在气分的辨治

（1）燥干清窍

症状——发热，口渴，耳鸣，目赤，龈肿，咽痛，苔薄黄而干，脉数。

病机——上焦气分燥热化火，上扰清窍。

治法——轻清宣透上焦燥热。

方药——翘荷汤——薄荷、连翘、生甘草、黑栀皮、桔梗、绿豆皮。

（2）燥热伤肺

症状——身热，心烦口渴，干咳无痰，气逆而喘，胸满胁痛，咽干鼻燥，苔薄白干燥或薄黄干燥，舌边尖红赤。

病机——肺经燥热化火，灼伤阴液。

治法——清肺泄热，养阴润燥。

方药——清燥救肺汤——煅石膏、冬桑叶、甘草、人参、胡麻仁、真阿胶、麦冬、杏仁、枇杷叶。

（3）肺燥肠热，络伤咳血

症状——初病喉痒干咳，继则因咳甚而痰黏带血，胸胁牵痛，腹部灼热，泄泻，苔薄黄干燥，舌红，脉数。

病机——肺中燥热化火移肠，肺肠同病。

治法——清热止血，润肺清肠。

方药——阿胶黄芩汤——东阿胶、黄芩、甜杏仁、生桑皮、生白芍、生甘草、鲜车前草、甘蔗梢。

（4）肺燥肠闭

症状——咳嗽不爽而痰多，脘满腹胀，大便秘结，苔白而干，舌红。

病机——燥热伤肺，肺不布津，大肠失润，肺肠同病。

治法——肃肺化痰,润肠通便。

方药——五仁橘皮汤——甜杏仁、松子仁、郁李净仁、原桃仁、柏子仁、广橘皮。

6. 秋燥阴伤的辨治

（1）腑实阴伤

症状——身热,腹胀满,便秘,口干唇燥,或见谵语,苔黑干燥,脉沉细。

病机——燥热内结于阳明,阴液大伤。

治法——滋阴润燥,通腑泄热。

方药——调胃承气汤加鲜何首乌、鲜生地黄、鲜石斛——大黄、芒硝、甘草、鲜何首乌、鲜生地黄、鲜石斛。

（2）肺胃阴伤

症状——身热不甚,干咳不已,口舌干燥而渴,舌红少苔,脉细。

病机——燥热渐退,肺胃阴液未复。

治法——甘凉滋润,清养肺胃。

方药——沙参麦冬汤、五汁饮——沙参、麦冬、桑叶、玉竹、扁豆、梨汁、荸荠汁、鲜苇根汁、麦冬汁、藕汁。

【释难解疑】

1. 秋燥的辨证要点

◆ 初期辨温燥与凉燥——燥邪的性质有偏寒偏热之分,当辨温燥与凉燥。首先,据发病季节而辨,如在夏末秋初,秋阳以曝之时,感之者多病温燥;若是秋深冬初,西风肃杀之时,感之者多凉燥。再者从发热恶寒的孰轻孰重,口渴与否,痰质的稀稠,舌质的变化,对二者作出辨别。

◆ 中期辨燥热所在病位——肺卫燥热不解,内传气分,肺脏必然首当其冲;若燥热聚于上焦,则上干头目清窍;燥热下移大肠,则见大便泄泻;或肺不布津于肠,则见大便秘结。

◆ 后期辨邪正盛衰——一般而论,秋燥当于气分而愈。在气分证之后期,多呈肺胃阴伤的邪少虚多之候。

2. 对"上燥治气,中燥增液,下燥治血"治法的理解

"上燥治气,中燥增液,下燥治血"的治法,是针对秋燥初、中、末三期不同阶段治疗大法的高度概括。初期邪在肺卫,肺气宣肃失司,治宜辛凉宣肺透邪,润以甘寒养肺阴,肺气得宣,则肺可布津,燥可自解,"治气"即为"治肺"。病至中期,燥热已炽,津伤尤甚,以肠肠津液耗伤为主,治宜"增液",以甘寒之品,补养胃阴,滋润肠液,清养并施。"下燥治血"是指病至后期,由于燥热久羁,往往易伤肝肾真阴,治宜甘寒、酸寒、咸寒之品滋养肝肾阴液,此处"治血"之意实非滋补阴血。

3. 治燥与治火的区别

燥性虽近于火,而又不同于火,所以治燥不同于治

火。一般温热性质病邪在化热化火之后,常用苦寒清热泻火之法,重在直折炎势以救阴;而燥证的治疗则喜柔润,最忌苦燥,因苦寒药物多有化燥伤阴之弊。因此治火可用苦寒,治燥必用甘寒;火郁可以发,燥胜必用润;火可以直折,燥必用濡养。

4. 秋燥与风温的鉴别

鉴别要点	秋　　燥	风　　温
病因	燥热病邪	风热病邪
发病季节	初秋季节	一年四季,春冬为多
临床特点	发病初起有发热恶寒、咳嗽等肺卫见症,同时伴有口、鼻、唇、咽、皮肤等津液干燥的征象。病情较轻,传变较少	初起以表热证为主,津液干燥见症不如秋燥显著,且病情发展快,易发生逆传心包之变

5. 清燥救肺汤与麻杏石甘汤运用比较

	清 燥 救 肺 汤	麻 杏 石 甘 汤
共同点	两方均可治肺热咳喘的见证	
适应证病机	燥热化火,气阴两伤,属实中夹虚证	邪热壅盛,正气未伤
组方特点	既要祛邪,又要扶正	重在清泄邪热
用药	煅石膏、冬桑叶、甘草、人参、胡麻仁、真阿胶、麦冬、杏仁、枇杷叶	麻黄、杏仁、石膏、甘草

6. 肺燥肠热证与肺燥肠闭证的辨治

	肺　燥　肠　热	肺　燥　肠　闭
共同点	病变部位都在肺与大肠	
病机特点	燥热化火,损伤肺络,移热大肠	肺有燥热,津液不布,液亏肠闭
适应证特点	大便泄泻	大便秘结
治法特点	润肺清肠	润肠通便
方药	阿胶黄芩汤 东阿胶、青子芩、甜杏仁、生桑皮、生白芍、生甘草、鲜车前草、甘蔗梢	五仁橘皮汤 甜杏仁、松子仁、净郁李仁、原桃仁、柏子仁、广橘皮

【记忆小站】

1. 外燥

外燥指秋季外感时令之燥邪。

2. 上燥治气

上燥治气为秋燥病初期的治疗大法。秋燥初起必先犯肺,治宜轻宣肺燥。以肺主气而居上焦,治肺即是治气,故曰"上燥治气"。

3. 中燥增液

中燥增液为秋燥病中期的治疗大法。秋燥中期,病多在中焦胃,此时胃阴为燥热之邪所伤,治宜滋养胃津。

以胃主津液而居中焦,故曰"中燥增液"。

4. 下燥治血

下燥治血为秋燥病末期的治疗大法。此时燥伤肝肾之阴,治宜滋填真阴,以肝肾同居下焦,且肝藏血,肾藏精,精血互生,治血即是滋填真阴之意,故曰"下燥治血"。

第九章　湿热类温病

第一节　湿温

【重点直达】

掌握本病的病理和传变特点。本病起病初起感邪轻者可出现邪遏卫气的证型,感邪重者,可出现邪阻膜原的证型。湿热留恋气分,病变部位以脾胃为主,湿偏重可出现湿困中焦证,湿热并重可出现湿热困阻中焦证,热偏重可出现阳明热盛兼太阴脾湿之证;湿热可化燥入血损伤肠络而致便下鲜血,如不及时治疗可致气随血脱的重证;如患者中阳虚损则湿从寒化,可出现寒湿困脾之象。湿温后期,湿从寒化损伤肾阳,可致湿盛阳微证,亦可出现湿热虽减而余邪未尽之证。

掌握本病的治疗。祛湿清热为本病的治疗原则,湿温初起邪遏卫气,治以宣表化湿;邪在膜原,治以疏利透达;邪在中焦气分湿偏重者,治以燥湿运脾;湿热并重,治以燥湿清热;热偏重者,治以清热为主,兼化湿邪;湿热化燥入血,治以凉血解毒止血;湿蒙心包,治以芳香化湿开窍;湿温后期余邪未净,治以芳化余邪。

1. 湿温的发病及病机演变

外感湿热病邪
脾胃内湿停聚

湿中蕴热　　湿热郁蒸气　湿重于热
邪遏卫气　　分,病位重心　湿热并重　胃气未醒
　　　　　　在中焦脾胃　热重于湿　脾虚不运

湿热化燥　　　蒙上流下　　　湿盛阳微

化燥化火　　蒙蔽于上,清窍壅塞
深逼营血　　下注小肠,蕴结膀胱
损伤肠络　　湿热内蕴肝胆
　　　　　　湿热外蒸肌腠

2. 湿温的诊断依据

◆ 发病季节——发病以夏秋为多见。特别是夏末秋初,雨湿较重之时较易发生。

◆ 初起表现——起病较缓,初起虽有恶寒发热,但热势不扬,并伴头身重痛,胸闷脘痞,舌苔垢腻,脉濡缓等。

◆ 传变特点——传变较慢,病势缠绵,湿热留恋气分阶段较长,以脾胃为病变中心。

◆ 特殊症状——病程中易见白㾦,后期可见便血等严重证候。

3. 湿温的治则治法

(1) 治则:祛湿清热。

(2) 治法

1) 初起:芳香宣透表里之湿。

2) 湿热郁蒸气分

湿邪偏重——化湿为主 $\begin{cases}$ 邪在上焦——宣化上焦 \\ 邪在中焦——疏化中焦 \\ 邪在下焦——通利下焦 $\end{cases}$

湿热并重——清热化湿并用。

热重于湿——清热为主,兼以化湿。

3) 湿热化燥化火:治同一般的温热性质温病。

4) 湿盛阳微:急救回阳。

5) 余邪未净,脾胃气机未畅:清泄余邪,宣畅气机。

4. 湿重于热的辨治

(1) 湿遏卫气

症状——恶寒少汗,身热不扬,午后热甚,头重如裹,身重肢倦,胸闷脘痞,面色淡黄,口不渴,苔白腻,脉濡缓。

病机——湿遏卫阳,湿阻气分。

治法——芳香辛散,宣气化湿。

方药——藿朴夏苓汤、三仁汤——藿香、姜半夏、赤苓、杏仁、生薏苡仁、蔻仁、猪苓、泽泻、淡豆豉、厚朴、飞滑石、白通草、竹叶、半夏。

(2) 邪阻膜原

症状——寒热往来如疟状,寒甚热微,身痛有汗,手足沉重,呕逆胀满,舌苔白厚腻浊,或如积粉,脉缓。

病机——邪伏膜原,阻遏阳气。

治法——疏利透达膜原湿浊。

方药——达原饮、雷氏宣透膜原法——槟榔、厚朴、草果仁、知母、芍药、黄芩、藿香叶、半夏。

(3) 湿困中焦

症状——身热不扬,脘痞腹胀,恶心呕吐,口不渴,或渴而不欲饮,或渴喜热饮,大便溏泄,小便混浊,苔白腻,脉濡缓。

病机——湿浊偏盛,脾受湿困,气机阻滞。

治法——芳香化浊,燥湿理气。

方药——雷氏芳香化浊法——藿香叶、佩兰叶、陈广皮、制半夏、大腹皮、厚朴。

(4) 湿阻肠道,传导失司

症状——少腹硬满,大便不通,神识如蒙,苔垢腻。

病机——湿阻大肠，传导失司，浊气上逆。

治法——宣通气机，清化湿浊。

方药——宣清导浊汤——猪苓、茯苓、寒水石、晚蚕砂、皂荚子。

（5）湿浊上蒙，泌别失职

症状——热蒸头胀，呕逆神迷，小便不通，渴不多饮，舌苔白腻。

病机——湿热郁蒸，阻遏清阳，膀胱泌别失职。

治法——先予芳香开窍，继进淡渗利湿。

方药——芳香开窍用苏合香丸，淡渗利湿用茯苓皮汤——茯苓皮、生薏苡仁、猪苓、大腹皮、白通草、淡竹叶。

5. 湿热并重的辨治

（1）湿热困阻中焦

症状——发热汗出不解，口渴不欲多饮，脘痞呕恶，心中烦闷，便溏色黄，小便短赤，苔黄腻，脉濡数。

病机——湿渐化热，里热渐盛，湿热并重，热盛津伤。

治法——辛开苦降，清热燥湿。

方药——王氏连朴饮——川连、制厚朴、石菖蒲、制半夏、淡豆豉、炒山栀、芦根。

（2）湿热蕴毒

症状——发热口渴，胸闷腹胀，肢酸倦怠，咽喉肿痛，小便黄赤，或身目发黄，苔黄而腻，脉滑数。

病机——湿热困阻中焦，化毒上壅、下蕴，内蕴肝胆，胆汁外溢。

治法——清热化湿，解毒利咽。

方药——甘露消毒丹——飞滑石、绵茵陈、淡黄芩、石菖蒲、川贝母、木通、藿香、射干、连翘、薄荷、白豆蔻。

（3）湿热酿痰，蒙闭心包

症状——身热不退，朝轻暮重，神识昏蒙，似清似昧，或时清时昧，时或谵语，舌苔黄腻，脉濡滑而数。

病机——湿热郁蒸，酿痰蒙闭心包。

治法——清热化湿，豁痰开窍。

方药——菖蒲郁金汤合苏合香丸或至宝丹——鲜石菖蒲、广郁金、炒栀子、青连翘、灯心、鲜竹叶、丹皮、淡竹沥、细木通、玉枢丹。

6. 热重于湿的辨治

症状——高热汗出，面赤气粗，口渴欲饮，脘痞身重，苔黄微腻，脉滑数。

病机——阳明热炽兼太阴脾湿未化，热重湿轻。

治法——清泄阳明胃热，兼化太阴脾湿。

方药——白虎加苍术汤——石膏、知母、苍术、粳米。

7. 化燥入血的辨治

症状——身灼热，心烦躁扰，发斑，或上窍出血，或便下鲜血，舌绛而干。

病机——湿热化燥，深入营血，动血伤阴。

治法——凉血止血。

方药——犀角地黄汤——生地黄、白芍、丹皮、犀角（用代用品）。

8. 湿从寒化的辨治

症状——脘腹胀满，大便不爽，或溏泄，食少无味，苔白腻或白腻而滑，脉缓。

病机——湿重热微，湿郁伤阳，从寒而化，困阻中焦。

治法——温运脾阳，燥湿理气。

方药——四加减正气散、五加减正气散——藿香梗、厚朴、茯苓、广皮、草果、山楂肉、神曲、大腹皮、谷芽、苍术。

9. 湿温后期的辨治

（1）湿胜阳微

症状——身冷，汗泄，胸痞，口渴，苔白腻，舌淡，脉细缓。

病机——湿从寒化，寒湿损伤脾肾阳气，湿胜阳微。

治法——补气扶阳,运脾逐湿。

方药——扶阳逐湿汤、真武汤——人参、白术、附子、茯苓、益智仁、芍药、生姜。

(2) 余邪未尽

症状——身热已退,脘中微闷,知饥不食,苔薄腻。

病机——余邪未尽,胃气不舒,脾气未醒。

治法——轻清芳化,涤除余邪。

方药——薛氏五叶芦根汤——藿香叶、薄荷叶、鲜荷叶、枇杷叶、佩兰叶、芦尖、冬瓜仁。

【释难解疑】

1. 湿温"内外合邪"的发病特点

湿热病邪是湿温发病的主要致病原因。湿热病邪的感受与季节和地域等相关。夏秋季节,天暑下逼,地湿上腾,人处气交当中,则易感受湿热病邪。此外,江南地卑水湿,久居湿地,易感湿邪,湿邪郁热,湿热互结而致病。但发病与否,尚与患者的脾胃功能密切相关。若素禀脾胃虚弱,或饮食失慎,恣食生冷,则脾胃受损而运化失司,导致内湿停聚。此时,若感受外界湿热病邪,则外来之湿与脾胃内湿相合而引发湿温。正如薛生白《湿热病篇》所说:"太阴内伤,湿饮停聚,客邪再至,内外相引,故病湿热"。因此,只有内外合邪,才能引起本病的发生。

2. 湿温的辨证要点

（1）辨湿热轻重

湿重于热——身热不扬，头重如裹，身重肢倦，胸闷脘痞，便溏，苔白腻或白滑，脉濡缓。

湿热并重——发热汗出不减，口渴不欲多饮，脘痞呕恶，心中烦闷，便溏色黄，小便短赤，脉濡数。

热重于湿——热势较高，汗出不解，渴不多饮，口苦而黏，大便不畅或下利黏垢，臭秽异常，小便短赤，舌质红、苔黄腻，脉滑数。

（2）辨湿热侵犯部位

偏于上焦——身热不扬，头胀痛，胸满痞闷，面色淡黄，口不渴，苔白腻，脉濡缓；或见神志淡漠甚则昏蒙谵语等。

偏于中焦——脘腹痞胀，恶心呕吐，知饥不食，大便溏薄，苔腻等。

偏于下焦——小便不利，尿频尿急等。

（3）辨证候虚实

实证——本病初起卫气同病，中期湿热郁蒸，化燥入营，伤络动血均为实证。

邪退正虚——脾胃虚弱、气随血脱、湿盛阳微。

3. 湿温初起的治疗禁忌

◆ 禁汗——忌用辛温发汗——汗之则神昏耳聋。

♦ 禁下——忌用苦寒攻下——下之则洞泄。

♦ 禁润——忌用滋养阴液——润之则病深不解。

4. 藿朴夏苓汤与三仁汤运用比较

	藿朴夏苓汤	三 仁 汤
共同点	均有开上、运中、渗下的作用,能够宣化表里之湿而用于湿温初起湿遏卫气之证	
组方特点	用豆豉配藿香疏表透邪,用生薏苡仁、猪苓、泽泻淡渗利湿,故芳化及渗湿作用较强	用竹叶、滑石、通草泄湿中之热,清热作用较强
适应证特点	适用于湿邪郁表,表湿较著者	适用于湿渐化热者
用药	藿香、姜半夏、赤茯苓、杏仁、生薏苡仁、蔻仁、猪苓、泽泻、淡豆豉、厚朴	杏仁、飞滑石、白通草、白蔻仁、竹叶、厚朴、生薏苡仁、半夏

5. 湿热郁蒸,酿痰蒙闭心包与热闭心包的辨治

	湿热郁蒸,酿痰蒙闭心包	热 闭 心 包
共同点	均以神志异常为主要表现	
病机特点	湿热酿痰,络窍受其蒙蔽,病在气分	热邪内陷,机窍受其阻塞,病入心营
临床特点	以神识昏蒙为特征,舌苔黄腻	以神昏谵语或昏愦不语为特征,并伴舌蹇肢厥,舌质红绛

	湿热郁蒸,酿痰蒙闭心包	热闭心包
治法	清热化湿,豁痰开窍	清心开窍
代表方	菖蒲郁金汤合苏合香丸或至宝丹	清宫汤送服安宫牛黄丸、紫雪丹、至宝丹

6. 湿温病湿重于热与热重于湿的辨治

		湿重于热	热重于湿
症状	发热	身热不扬	高热
	口渴	不渴或渴不欲饮或喜热饮	口渴欲饮
	面色	萎黄	面赤气粗
	神情	淡漠	心烦
	胸腹	脘痞腹胀较甚	身重脘痞较轻
	二便	便溏,溲混	便干,溲赤
	舌苔	白腻	黄微腻
	脉	濡缓	滑数
病机		湿困脾胃,气机郁滞	热盛阳明,脾湿未化
治法		燥湿化浊	清热佐以化湿
方药		三仁汤、雷氏芳香化浊法	白虎加苍术汤

7. 对"治湿不利小便,非其治也"的理解

湿温病为感受湿热病邪所致,通过利小便以祛除

湿邪,是治疗湿病的基本治法。所以在湿温病中利小便的首要作用是通利水道,使湿邪随小便而去。湿与热相合则氤氲难解,故通过利小便可使湿热分离,以便于热邪的清除。利小便之法多用淡渗分利之品,此法的运用范围很广,既可单独使用,也可与其他祛湿法配合。在湿温病的治疗中,无论湿热在上、中、下焦,均可酌情使用淡渗利尿之品,以加强其祛湿的作用。

【记忆小站】

1. 蒙上流下

蒙上流下指湿邪的特性,湿热之气既可上蒸而蒙蔽清窍致头胀昏重,亦可下注而致泌别失职小便不利,在湿温病中可表现为湿浊蒙上,泌别失职。

2. 流气化湿

流气化湿指肺主一身之气,通过轻开上焦肺气,使气化功能恢复,湿邪即随之而解。

3. 湿土之气同类相召

脾属土,位于中焦,主运化水谷,性喜燥而恶湿,湿邪侵犯人体,易直接袭于中焦,致脾失健运,故称湿土之气同类相召。

4. 分解湿热

由于湿热病邪致病具有湿与热的两重性,所以湿、热必须分别施治。正如吴鞠通所说:"徒清热则湿不退,徒祛湿则热愈炽。"

5. 湿阻清阳

湿阻清阳指湿邪郁阻卫表或中焦,清阳之气被遏而出现头重如裹、头目不清等症状。

6. 湿遏气机

湿遏气机指湿性黏滞,侵犯人体后易阻滞气机,出现胸闷脘痞、脉濡缓等症状。

7. 辛开苦降

辛开苦降指用苦泄之品以泄里热,辛味之品以开泄湿邪,用以治疗湿热并重之证。

8. 实则阳明,虚则太阴

实则阳明,虚则太阴指湿热侵犯中焦后的两种转归,素体中阳偏旺者,则湿邪易于化热而病变偏于阳明胃;素体中阳偏虚者,则邪从湿化而病变偏于太阴脾。

9. 湿遏热伏

湿遏热伏指气分湿邪阻遏而致热邪内郁不能外达,常可见舌苔白腻而舌质红绛。

第二节 暑湿

【重点直达】

掌握本病的病理和传变特点。本病起病初起,肺先受邪,病在上焦肺卫,气失调畅;邪由卫传气,则邪气留连而病情缠绵,多见暑湿困阻中焦,亦可弥漫三焦,或邪干胃肠;暑湿化燥则与湿温化燥证候相同。暑湿病邪日久不去,易成暑湿伤气见证,恢复期可见暑湿余邪蒙绕清窍。

掌握本病的治疗。清暑热、化湿浊为本病的治疗原则。初起多有外邪束表,宜清暑泄热兼透表祛邪;进入气分后,暑湿困阻中焦,宜辛寒透泄阳明暑热为主,兼化太阴脾湿;暑湿弥漫三焦当清化、宜通三焦暑湿;化燥入血、闭窍动风与一般温热性温病证治相同;暑湿伤及元气当清暑化湿,益气和中。本病后期,多为暑湿余邪未净,宜芳香清化。

1. 暑湿的发病及病机演变

外感暑湿病邪

脾胃虚弱,元气不足

↓

暑湿束表   ⎧暑湿困阻中焦⎫   暑湿   暑湿未净
肺卫失宣   ⎨暑湿弥漫三焦⎬   →   伤气   →   蒙扰清阳

2. 暑湿的诊断依据

◆ 发病季节——发病在夏末秋初,气候炎热,雨湿较盛之时。

◆ 初起表现——起病急骤,初起以暑湿阻遏肺卫为主要证候,常见身热,微恶风寒,头胀,胸闷,身重肢酸等。

◆ 临床特点——临床上既有发热、心烦、尿赤等突出的暑热内盛症状,又兼有身重、胸痞、苔腻等湿邪内阻症状。

3. 暑湿的治则治法

(1) 治则:清暑热,化湿浊,调气机,和脾胃。

(2) 治法

1) 初起:清暑解表,宣肺化湿。

2) 暑湿郁蒸气分

暑湿困阻中焦——清泄胃热,兼燥脾湿。

暑湿弥漫三焦——清暑化湿,宣通三焦。

暑湿伤气——清暑化湿,培元和中。

3) 暑湿未净,蒙扰清阳:清化暑湿余邪。

4. 暑湿束表的辨治

证候——发热,微恶风寒,稍有汗出,头身困重,肢体倦怠,咳嗽胸闷,苔白薄腻,脉濡数。

病机——暑湿之邪郁遏肺卫。

治法——清暑解表,宣肺化湿。

方药——卫分宣湿饮、新加香薷饮——西香薷、全青蒿、滑石、浙茯苓、通草、苦杏仁、淡竹叶、鲜冬瓜皮、鲜荷叶、金银花、连翘。

5. 暑湿困阻中焦的辨治

证候——壮热烦渴,汗多溺短,脘痞身重,舌红苔薄腻,脉洪大。

病机——暑热盛于阳明为主,兼有湿困太阴。

治法——清热化湿。

方药——白虎加苍术汤——石膏、知母、甘草、粳米、苍术。

6. 暑湿弥漫三焦的辨治

证候——发热汗出口渴,面赤耳聋,胸闷喘咳,痰中带血,脘痞腹胀,小便短赤,下利稀水,舌红苔黄滑,脉滑数。

病机——暑湿交蒸,弥漫三焦气分,暑湿俱盛。

治法——清暑化湿,宣通三焦。

方药——三石汤——滑石、生石膏、寒水石、杏仁、竹茹、金银花、金汁、白通草。

7. 暑湿伤气的辨治

证候——身热自汗,烦渴胸闷,神疲肢倦,小便短赤,大便溏薄,舌苔腻,脉浮大无力或濡滑带数。

病机——暑湿犹盛,元气已伤。

治法——清暑化湿,培元和中。

方药——东垣清暑益气汤——黄芪、苍术、人参、升麻、橘皮、白术、泽泻、黄柏、麦冬、青皮、葛根、当归身、六曲、五味子、炙甘草。

8. 暑湿未净,蒙扰清阳的辨治

证候——低热,头目昏胀不清,口渴或咳,舌红苔薄腻。

病机——暑湿余邪未净，蒙扰清阳。

治法——清涤暑湿余邪。

方药——清络饮——鲜荷叶边、鲜金银花、西瓜翠衣、鲜扁豆花、丝瓜皮、鲜竹叶心。

【释难解疑】

1. 卫分宣湿饮与新加香薷饮运用比较

	卫分宣湿饮	新加香薷饮
共同点	均为治疗暑湿在卫之证	
组方特点	辛温合以甘淡，意在透邪达表而化湿	辛温配伍辛凉，重在解表清暑湿
适应证特点	适用于湿阻之象明显而暑热较轻者	适用于寒邪外束而暑湿内郁之证
用药	西香薷、全青蒿、滑石、浙茯苓、通草、苦杏仁、淡竹叶、鲜冬瓜皮、鲜荷叶	香薷、金银花、鲜扁豆花、厚朴、连翘

2. 东垣清暑益气汤与王氏清暑益气汤运用比较

	东垣清暑益气汤	王氏清暑益气汤
共同点	同治暑病气阴两伤之证	
组方特点	侧重于益气培中燥湿，清暑生津之力较逊	注重清暑泄热，养阴生津

	东垣清暑益气汤	王氏清暑益气汤
适应证特点	适用于暑湿伤气或元气本虚又感受暑湿者	适宜于暑热亢盛而伤津耗气之证
用药	黄芪、苍术、人参、升麻、橘皮、白术、泽泻、黄柏、麦冬、青皮、葛根、当归身、六曲、五味子、炙甘草	西洋参、石斛、麦冬、黄连、竹叶、荷梗、知母、甘草、粳米、西瓜翠衣

3. 冒暑的辨治

（1）暑湿内蕴，寒邪束表

证候——发热恶寒，头痛无汗，身形拘急，心烦，胸闷脘痞，苔薄腻。

病机——暑湿内蕴又兼寒邪束表。

治法——疏表散寒，涤暑化湿。

方药——新加香薷饮——香薷、金银花、鲜扁豆花、厚朴、连翘。

（2）暑热夹湿，郁阻肺卫

证候——发热恶寒，头晕，汗出，咳嗽，苔薄微腻。

病机——暑热夹湿侵袭肺卫。

治法——涤暑清热，化湿宣肺。

方药——雷氏清凉涤暑法——滑石、生甘草、通草、青蒿、白扁豆、连翘、白茯苓、西瓜翠衣。

4. 暑秽的辨治

证候——头痛而胀,胸脘痞闷,烦躁呕恶,肤热有汗,甚则神昏耳聋。

病机——暑湿秽浊之气蔽阻气机。

治法——芳香辟秽,化湿涤浊。

方药——藿香正气散、通关散、玉枢丹——藿香、苏叶、白芷、大腹皮、茯苓、白术、半夏曲、陈皮、厚朴、桔梗、炙甘草。

【记忆小站】

1. 暑湿

暑湿指感受暑湿病邪,好发于夏末秋初的急性外感热病。其特点为初起以暑湿阻遏肺卫为主要证候,临床常见身热、微恶风寒、头胀、胸闷、身重肢酸等表现。

2. 暑秽

暑秽指暑湿秽浊之气蒙蔽清窍所致,以猝然闷乱、烦躁为特征的病证。

3. 冒暑

冒暑即夏月感冒。为暑湿病邪侵袭肺卫,或兼有寒邪束表所致,以卫表见症为主要临床表现。

第三节　伏暑

【重点直达】

熟悉本病的病因病机、证候特点和传变规律。本病感受暑湿或暑热病邪，未即时发病，至深秋或冬月，复感当令时邪而诱发。初起多见卫气同病和卫营同病，当表证解除后，气分暑湿之邪多郁蒸少阳，或湿热交蒸中焦脾胃。热郁营分者，可见心营热盛下移小肠，入血分，出现痰热瘀闭心包、热盛动风、斑疹透发等见症。后期可见肾气大伤，下元亏虚，固摄失司的病机变化。

掌握对本病初起的治疗。要针对暑邪郁发的部位和病邪性质而治，如发于气分兼表者，宜解表清暑化湿；发于营分兼表，当解表清营。表证解除后，邪在气分，暑湿郁于少阳，宜清泄少阳，分消湿热。暑湿在气分诸证，其治疗大法与暑温挟湿、湿温之气分证治基本相同，可互相参照。而邪在营血者，其治疗又大体与暑温邪入营血的证治相同。

1. 伏暑的发病与病机演变

暑湿、暑热病邪郁伏

秋冬当令时邪引发

病发于气分 → 卫气同病 → 暑湿之邪郁阻少阳 → 暑湿与肠中积滞胶结，暑湿困阻中焦

热炽阴伤

病发于营分 → 卫营同病 → 热在营血 { 热在心营，下移小肠 热闭心包，血络瘀滞

肾气亏损，固摄失职 ← 热瘀气脱

2. 伏暑的诊断依据

◆ 发病季节——深秋或冬季。为农历寒露前后至大寒前后,约为10月至来年1月。

◆ 病情特点——起病急骤,病情较重,病势缠绵,病程较长。

◆ 初起症状——初起即见暑湿在气或暑热在营之里热见证。暑湿内郁气分者,症见高热、心烦、口渴、脘痞、苔腻等;暑热内伏营分者,症见高热、心烦、斑点隐隐、舌绛少苔等。二者均兼有恶寒等秋冬时令之邪在表之卫分表证。

◆ 特殊症状——病程中部分患者可迅速出现尿少、尿闭,出血、发斑,神昏,抽搐,厥脱等危重证候。邪退后可见多尿、遗尿等肾虚之象。

3. 伏暑的治则治法

(1)治则:初起治则为疏表清里,重在清泄在里之伏邪。

(2)治法

1)初起

气分兼表——解表清暑化湿。

营分兼表——解表清营泄热。

2)邪在气分

暑湿郁于少阳——清泄少阳,分消湿热。

湿热夹滞胶结于肠腑——苦辛通降，导滞通便。

热结阴伤——清热泻火，养阴生津。

3）邪在营血

暑湿化燥入营动血——治同暑温营血分证。

热灼营阴，热移小肠——清心凉营，清泻火腑。

热闭心包，血络瘀滞——凉血化瘀，开窍通络。

4）后期

肾气受损，小便频数量多——固肾缩尿。

暑热内郁营血，热瘀交结，脏腑衰竭，气阴欲脱——凉血化瘀，益气养阴固脱。

4. 伏暑初发的辨治

（1）卫气同病

症状——发热恶寒，头痛，周身酸痛，无汗或少汗，心烦口渴，小便短赤，脘痞，苔腻，脉濡数。

病机——暑湿内郁气分，时邪外束卫表，卫气同病。

治法——清暑化湿，疏解表邪。

方药——银翘散去牛蒡子玄参加杏仁滑石方、黄连香薷饮——金银花、连翘、杏仁、飞滑石、香薷、扁豆、厚朴、黄连。

（2）卫营同病

症状——发热，微恶风寒，头痛，无汗或少汗，心烦不寐,口干但不甚渴饮,或见斑点隐隐,舌绛少苔,脉浮细数。

病机——暑热内郁营分,兼风热郁表,卫营同病。

治法——清营泄热,辛凉解表。

方药——银翘散加生地黄、丹皮、赤芍、麦冬方——金银花、连翘、桔梗、薄荷、竹叶、荆芥、淡豆豉、桔梗、甘草、生地、丹皮、赤芍、麦冬。

5. 伏暑邪在气分的辨治

（1）暑湿郁阻少阳

症状——寒热如疟,身热午后较甚,入暮尤剧,天明得汗诸症稍减,但胸腹灼热不除,口渴心烦,脘痞,舌苔黄白而腻,脉弦数。

病机——暑湿阻于少阳,枢机不利。

治法——清泄少阳,和解化湿。

方药——蒿芩清胆汤——青蒿、黄芩、淡竹茹、仙半夏、枳壳、陈皮、赤苓、碧玉散。

（2）暑湿夹滞,阻结肠道

症状——身热稽留,胸腹灼热,呕恶,便溏不爽,色黄如酱,苔黄垢腻,脉滑数。

病机——暑湿郁蒸气分,湿热与积滞胶结于肠腑。

治法——导滞通下,清暑化湿。

方药——枳实导滞汤——小枳实、生大黄、山楂、槟榔、川厚朴、川黄连、六曲、连翘、紫草、木通、甘草。

（3）热炽阴伤

症状——高热不退，灼热无汗，口渴饮冷，心烦躁扰，小便短少不利，舌红，苔黄燥苍老，脉细数。

病机——暑炽阳明，化火灼津，阴液亏损，虚实夹杂。

治法——清热泻火，甘苦化阴。

方药——冬地三黄汤——麦冬、黄连、苇根汁、玄参、黄柏、银花露、细生地黄、黄芩、生甘草。

6. 伏暑热在营血的辨治

（1）热在心营，下移小肠

症状——身热夜甚，心烦不寐，口干但不甚渴饮，小便短赤热痛，舌绛，脉细数。

病机——心营热甚，下移小肠。

治法——清心凉营，清泻火腑。

方药——导赤清心汤——鲜生地黄、辰茯神、细木通、原麦冬、粉丹皮、益元散、淡竹叶、莲子心、辰砂染灯心。

（2）热闭心包，血络瘀滞

症状——身热夜甚，神昏肢厥，口干而漱水不欲咽，斑疹显露，斑色瘀紫，舌深绛或紫晦。

病机——热闭心包,血络瘀滞。

治法——凉血化瘀,开窍通络。

方药——犀地清络饮——犀角(用代用品)汁、粉丹皮、青连翘、淡竹沥、鲜生地黄、生赤芍、原桃仁、生姜汁。

7. 伏暑热瘀气脱的辨治

症状——身热面赤,皮肤、黏膜斑疹透发,心烦躁扰,四肢厥冷,大汗淋漓,舌绛而暗,脉虚数。

病机——暑邪内郁血分,热瘀互结,气阴两脱。

治法——凉血解毒化瘀,益气养阴固脱。

方药——犀角地黄汤合生脉散加味——犀角(用代用品)、生地黄、丹皮、白芍、人参、麦冬、五味子。

8. 伏暑肾气亏损,固摄失职的辨治

症状——尿频尿多,甚或遗尿,口渴引饮,腰酸膝软,头晕耳鸣,舌淡,脉沉弱。

病机——肾气大伤,固摄失职,膀胱失约。

治法——温阳化气,益肾缩泉。

方药——右归丸合缩泉丸——熟地黄、山药、山茱萸、枸杞子、鹿角胶、菟丝子、杜仲、当归、肉桂、制附子、乌药、益智仁。

【释难解疑】

1. 伏暑的发病特点

伏暑是发于秋冬季节,初起以内有暑湿或暑热见

症、外有时令之邪客表为特征的一种急性外感热病。本病发生多为内外合邪，表里俱病，其里证的病机又有邪在气分与邪在营分之别。在气分者，多为暑湿郁蒸；在营分者，多以暑热证较为突出。本病起病急骤，病情较重，且缠绵难愈。

2. 伏暑的辨证要点

（1）辨伏邪之暑湿暑热

暑湿——高热，心烦，口渴，脘痞，舌红苔腻——区别暑与湿的轻重与转归。

暑热——高热，心烦，口干不甚渴饮，或斑点隐隐，舌绛苔少——分辨是否有入血动血、热瘀搏结、闭窍动风、伤阴耗气等病理变化。

（2）辨时邪之属寒属热

{ 风寒之邪
{ 风热病邪

（3）辨病发之在气在营

发于气分——暑湿郁伏——病位在少阳、脾胃、肠腑等，病情相对较轻。

发于营分——暑热郁伏——病位可涉及心包、小肠、肝肾和全身脉络。易深陷血分，病情相对较重。

3. 银翘散去牛蒡子、玄参加杏仁、滑石方与黄连香薷饮运用比较

	银翘散去牛蒡子、玄参加杏仁、滑石方	黄连香薷饮
共同点	两方均可清暑化湿，疏解表邪	
组方特点	银翘散去牛蒡子玄参加杏仁滑石	香薷饮加黄连
适应证特点	适用于暑湿郁阻气分，兼有风热外袭之证	适用于伏暑卫气同病，风寒外束之证
用药	金银花、连翘、桔梗、薄荷、竹叶、荆芥、淡豆豉、桔梗、甘草、杏仁、飞滑石	香薷、扁豆、厚朴、黄连

4. 暑湿夹滞阻结肠道与阳明腑实的辨治

	暑湿夹滞阻结肠道	阳 明 腑 实
共同点	病位相同，均为邪与肠道积滞相搏结	
病机特点	暑湿之邪郁蒸气分，与肠中积滞相互胶结，传导失司	邪热与肠中燥屎相搏结，阻于肠道
适应证特点	便溏不爽，色黄如酱，其气秽臭，伴身热稽留，胸腹灼热，呕恶，苔黄垢腻，脉滑数	大便秘结，或纯利恶臭稀水，腹部胀满硬痛，伴日晡潮热，时有谵语，苔老黄而燥，脉沉实有力
治法特点	非一次攻下所能奏效，每须连续攻下，故使用攻下之剂宜轻、宜缓	急下存阴，苦寒峻下或咸寒软坚

	暑湿夹滞阻结肠道	阳明腑实
停用下剂的指征	热退苔净,便硬成形	大便溏为邪已尽,不可再下
代表方剂	枳实导滞汤	调胃承气汤、大承气汤

5. 对"轻法频下"的理解

伏暑病暑湿夹滞,胶结肠腑,临床表现为身热稽留,胸腹灼热、呕恶、便溏不爽,色黄如酱,苔黄垢腻。暑湿夹滞之证,非阳明腑实,故不宜用三承气汤苦寒峻下或咸寒软坚。若误投承气峻下速下,不仅暑湿难以清化,且徒伤正气。又因本证为暑湿夹滞胶结肠腑,非一次攻下所能奏效,每须连续攻下,故使用攻下之剂宜轻、宜缓,即所谓"轻法频下"。临床运用轻下之剂往往至热退苔净,便硬成形,湿热积滞尽去方止。

【记忆小站】

1. 伏暑秋发

伏暑秋发指夏月感受暑湿之邪,留伏于内,至秋季新邪引动而发病。

2. 冬月伏暑

冬月伏暑指夏月感受暑湿之邪未发病,迨至冬令,外寒搏动而触发,病多较严重。

3. 甘苦化阴

甘苦化阴指采取苦寒药物配合甘寒药物,达到甘苦合化阴气目的,以治疗热炽阴伤的一种方法,代表方冬地三黄汤。

第十章　温毒类温病

第一节　大头瘟

【重点直达】

熟悉本病的病因病机和传变特点。风热时毒从口鼻而入，迅即充斥肺胃，上攻头面。初期毒侵肺卫；继则出现毒盛肺胃，毒壅肺胃、邪壅肠腑等证；后期可见胃阴耗伤之证。病程中以气分阶段为主，肺胃病变为中心，热毒蒸迫为基本病理变化。病情发展很少深入下焦营血，预后好。本病后期可见胃阴耗伤之证。

掌握本病的治疗要点。本病以疏风清热，解毒消肿为治疗原则，并结合不同病变阶段随证施治，同时注意配合外治法，内外合治，以求速效。

1. 大头瘟的发病及病机演变

风热时毒 —→ 邪犯卫气，热毒充斥 —→ 气分热毒蒸迫肺胃 ↓ 邪毒攻窜头面，搏结脉络 ←— 肺胃阴伤，毒邪未净

2. 大头瘟的诊断依据

发病季节——多发生于冬春季节。

临床特征——头面肿毒征象突出。头面焮赤肿大

为本病的特有体征。

病情特点——病情以气分肺胃热毒蒸迫为主,少有深入营血。

3. 大头瘟的治则治法

(1)治则:疏风清热,解毒散结。

(2)治法

1)初起邪在卫表:疏风透邪为主,兼以解毒消肿。

2)邪传气分

毒壅肺胃——清热解毒为主,兼以疏风消肿。

毒积肺胃,壅阻肠腑——清热透毒,攻下泄热。

局部红肿严重——清热败毒,散结消肿。

3)后期热退津伤:滋养胃阴,清泄余毒。

4. 大头瘟邪犯肺卫的辨治

症状——恶寒发热,热势不甚,无汗或少汗,头痛,头面轻度红肿,全身酸楚,目赤,咽痛,口渴,舌苔薄黄,脉浮数。

病机——风热时毒侵犯肺卫。

治法——疏风透表,宣肺利咽。

方药——葱豉桔梗汤——鲜葱白、淡豆豉、苦桔梗、苏薄荷、焦山栀、青连翘、甘草、鲜淡竹叶。

5. 大头瘟毒壅肺胃的辨治

症状——壮热口渴,烦躁不安,头面焮肿疼痛,咽喉疼痛加剧,舌红苔黄,脉数实。

病机——肺胃热毒炽盛,上攻头面。

治法——清热解毒,疏风消肿。

方药——内服普济消毒饮,外敷三黄二香散——黄芩、黄连、陈皮、甘草、玄参、柴胡、桔梗、连翘、板蓝根、马勃、牛蒡子、薄荷、僵蚕、升麻。

6. 大头瘟毒炽肺胃,邪壅肠腑的辨治

症状——身热如焚,气粗而促,烦躁口渴,咽痛,目赤,头面及两耳上下前后燋赤肿痛,大便秘结,小便短赤,舌红苔黄,脉数。

病机——风热时毒内壅肺胃,结于肠腑。

治法——清透热毒,攻下泄热。

方药——内服通圣消毒散,外敷三黄二香散——荆芥、防风、川芎、白芷、金银花、连翘、牛蒡子、薄荷、焦栀、滑石、风化硝、酒炒生锦纹、苦桔梗、生甘草。

7. 大头瘟胃阴耗伤的辨治

症状——身热已退,头面燋肿消失,口渴欲饮,不欲食,咽干,目干涩,唇干红,舌红少津,无苔或少苔,脉细数。

病机——肺胃热毒已解,津液受伤。

治法——滋养胃阴。

方剂——七鲜育阴汤——鲜生地黄、鲜石斛、鲜茅

根、鲜稻穗、鲜鸭梨汁、鲜蔗汁、鲜枇杷叶。

【释难解疑】

1. 大头瘟的辨证要点

（1）辨病变部位

病发于阳明——先肿于鼻额，以至于面目肿甚。

病发于少阳——发于耳之上下前后并头目。

病发于太阳——发于前额、头顶及脑后项下。

三阳俱病——发于头、耳、目、鼻。

（2）辨肿痛特征

肿胀处发硬，肌肤焮红灼热——热毒较甚。

肿胀伴疱疹糜烂——热邪夹湿毒秽浊。

（3）辨病程阶段

伴见恶寒发热者——病在卫分。

若憎寒壮热，或但热不寒，烦躁口渴者——病在气分。

神昏谵语，肌肤有瘀斑——热入营血。

2. 普济消毒饮中柴胡、升麻的运用

吴鞠通认为大头瘟为升腾飞越太过之病，治疗不应再用升散之品，故其在《温病条辨》中提出运用普济消毒饮时当去柴胡、升麻。但柴胡、升麻在方中既能疏表泄热，又可引药入少阳经，且升麻尚有清热解毒之功，故一般不必去之。

3. 普济消毒饮中黄芩、黄连的运用

黄芩、黄连为苦寒之品,虽有清热解毒之功,但也有凉遏病邪之弊。而大头瘟初起,卫表邪热未解,过用寒凉易致病邪郁遏难散。但中期热毒炽盛,治应大剂清热解毒,非黄芩、黄连苦寒清热莫属。故吴鞠通提出"初起一二日,再去芩、连,三四日加之佳"。

【记忆小站】

1. 大头瘟

大头瘟是感受风热时毒引起的,以头面焮赤肿大为特征的一种急性外感热病,多发于冬春两季。

2. 痄腮

痄腮是以一侧或两侧腮肿为特征的外感热病,其肿胀表现以耳垂为中心的漫肿,皮肤紧张而不红,可并发睾丸肿痛。以儿童罹患为多。

第二节　烂喉痧

【重点直达】

熟悉本病的病因病机和传变特点。本病为温热时毒从口鼻而入,病程中以热毒蒸迫、充斥气血为基本病理变化。初起壅遏肺胃,充斥表里,卫气营同病;继而热毒充斥气分或气营(血)两燔,甚或毒陷心包、内闭外脱;末期常见余毒伤阴证。

掌握本病的治疗特点。本病以清泄热毒为治疗原则。初期治以辛凉清透;中期注重泄火解毒,清营凉血;末期宜清解余毒,滋阴生津。同时根据咽喉肿痛糜烂的情况,配合外治法,内外合治。

1. 烂喉痧的发病及病机演变

2. 烂喉痧的诊断依据

◆ 发病季节——多发生于冬春二季。

◆ 临床特征——起病急骤,具有急性发热,咽喉肿痛糜烂,肌肤布满丹痧,舌红绛或紫绛起刺状如杨梅等典型的临床表现。

◆ 皮疹特点——多数患者在发病后12～24小时内出现丹痧,最早见于颈部、腋下及腹股沟,从颈胸、躯干再蔓延到四肢,一般在24小时内遍布全身。皮疹为弥漫性红色小点,疹点之间呈一片红晕。当丹痧遍布全身后,发热便逐渐降退。丹痧消退后有脱屑,但无色斑痕迹。

3. 烂喉痧的治则治法

（1）治则：清泄热毒。

（2）治法

1）初起：透表解毒——"烂喉丹痧以畅汗为第一要义"。

2）中期

热毒壅结气分——清气解毒。

热毒内陷营血——清气凉营（血）解毒。

热毒化火动风或内闭外脱——先予清心开窍息风，扶正固脱，而后再清气凉营（血）解毒。

3）后期：余毒伤阴——养阴解毒。

4. 烂喉痧毒侵肺卫的辨治

症状——初起憎寒发热，继则壮热烦渴，咽喉红肿疼痛，甚或溃烂，肌肤丹痧隐约，舌红赤，或有珠状突起，苔薄白欠润，脉浮数。

病机——温热时毒外袭肌表，内侵肺胃。

治法——透表泄热，清咽解毒。

方药——内服清咽栀豉汤，外用玉钥匙吹喉——生山栀、香豆豉、金银花、苏薄荷、牛蒡子、粉甘草、蝉蜕、白僵蚕、乌犀角、连翘壳、苦桔梗、马勃、芦根、灯心、竹叶。

5. 烂喉痧毒壅气分的辨治

症状——壮热,口渴,烦躁,咽喉红肿疼痛,甚则腐烂,肌肤丹痧显露,舌红赤有珠、苔黄燥,脉洪数。

病机——肺胃邪热渐盛,热毒壅结气分。

治法——清气解毒。

方药——内服余氏清心凉膈散,外用锡类散吹喉——连翘、黄芩、山栀、薄荷、石膏、桔梗、甘草、竹叶。

6. 烂喉痧毒燔气营(血)的辨治

症状——咽喉红肿糜烂,甚则气道阻塞,声哑气急,丹痧密布,红晕如斑,赤紫成片,壮热,汗多,口渴,烦躁,舌绛干燥,遍起芒刺,状如杨梅,脉细数。

病机——邪毒化火,燔灼气营(血)。

治法——清气凉营(血),解毒救阴。

方药——内服凉营清气汤,外用珠黄散——犀角(用代用品)尖、鲜石斛、黑山栀、牡丹皮、鲜生地黄、薄荷叶、川雅连、赤芍、京玄参、生石膏、生甘草、连翘壳、鲜竹叶、白茅根、芦根。

7. 烂喉痧余毒伤阴的辨治

症状——咽喉腐烂渐减,但仍疼痛,肌肤丹痧渐退,并陆续脱屑,壮热已除,惟午后仍有低热,口干唇燥,舌红而干,脉细数。

病机——热毒已减未净,肺胃阴伤未复。

治法——滋阴生津,兼除余热。

方药——清咽养营汤——西洋参、大生地黄、抱木茯神、大麦冬、大白芍、嘉定花粉、天门冬、玄参、肥知母、炙甘草。

【释难解疑】

1. 如何判断烂喉痧的顺逆

凡痧疹颗粒分明,颜色红活,咽喉糜烂不深,神清气爽,热势随痧疹出齐而下降,呼吸亦趋平稳,脉浮数有力者,为正能胜邪,温热时毒有外达之机,属顺证;若痧疹稠密,甚至融合成片,颜色紫赤,或急现急隐,咽喉糜烂较深,热势亢盛,身热不降或骤然降于正常之下,神昏谵语,呼吸不利,脉细数无力者,为正不胜邪,邪毒内陷,属于逆证。

2. 对"烂喉丹痧以畅汗为第一要义"的理解

近代名医丁甘仁治疗烂喉痧提出了"以畅汗为第一要义"的治疗思想。所谓畅汗,是以辛凉清透为法,使表气通畅,热达腠开,从而达到邪从汗透、热随汗泄的目的。即以汗出通畅作为邪热外透的标志,所以又有得汗则安的说法。但临床运用时,切不可把汗出作为目的,滥用辛温升托之品以强取其汗,以免助热伤阴。

【记忆小站】

1. 烂喉痧

烂喉痧乃由外感温热时毒而引起的一种急性外感

热病,属于温毒范围。临床以发热、咽喉肿痛糜烂、肌肤丹痧密布为主要特征,多发于冬春两季。

2. 肌肤丹痧

肌肤丹痧是指皮肤布有红色的痧疹,扪之碍手,褪后有皮屑。

3. 畅汗

畅汗是以辛凉清透为法,使表气通畅,热达腠开,从而达到邪从汗透,热随汗泄的目的。即以汗出通畅作为邪热外透的标志。

第十一章　温疫类温病

第一节　温热疫

【重点直达】

掌握温热疫常见证候的辨治方法。

1. 卫气同病的辨治

症状——发热恶寒,无汗或有汗,头痛项强,肢体酸痛,口渴唇焦,恶心呕吐,腹胀便结,或见精神不振,嗜睡,或烦躁不安,舌边尖红,苔微黄或黄燥,脉浮数或洪数。

病机——疫邪充斥表里,卫气同病。

治法——透表清里。

方药——增损双解散——白僵蚕、滑石、蝉蜕、姜黄、防风、薄荷叶、荆芥穗、当归、白芍药、黄连、连翘、栀子、黄芩、桔梗、大黄、芒硝、石膏、甘草。

2. 里热充斥三焦的辨治

症状——壮热不恶寒反恶热,头痛目眩,身痛,鼻干咽燥,口干口苦,烦渴引饮,胸膈胀满,心腹疼痛,大便干结,小便短赤,舌红苔黄,脉洪滑。

病机——温热疠气怫郁,充斥三焦。

治法——升清降浊,透泻里热。

方药——升降散——白僵蚕、蝉蜕、姜黄、大黄、黄酒、白蜜。

3. **毒盛发斑的辨治**

症状——壮热日晡益甚，口渴引饮，烦躁不安，或腹满便秘，斑色显露，红赤甚或紫黑，初见于胸膺，后则全身密布，舌红苔黄燥，脉洪大或沉实。

病机——疫疠毒邪直传阳明胃腑，化燥迫血外溢。

治法——清气解毒，凉血化斑。

方药——化斑汤或托里举斑汤——犀角(用代用品)、玄参、石膏、知母、白芍、当归、升麻、白芷、柴胡、穿山甲。

4. **热陷厥阴的辨治**

症状——身灼热，肢厥，神昏谵语或昏愦不语，颈项强直，牙关紧闭，两目上视，手足抽搐，斑疹紫黑，舌质红绛，脉细数。

病机——疫毒化火化燥内陷心包，引动肝风。

治法——清心开窍，凉肝息风，解毒化斑。

方药——清宫汤、安宫牛黄丸或紫雪丹、羚角钩藤汤。

5. **正气欲脱的辨治**

症状——吐泻不止，目眶凹陷，指螺皱瘪，面色白，呼吸短促，声嘶，疲软无力，心烦，口渴引饮，尿少或尿闭，舌质干红，脉细数；或恶寒蜷卧，精神委靡，呼吸微弱，语声低怯，汗出身凉，四肢厥冷，舌质淡白，脉沉细，甚则微细欲绝。

病机——阴液大伤,气随液脱;或阳气欲脱。

治法——亡阴——益气养阴,生津救逆。

　　　　亡阳——益气固脱,回阳救逆。

方药——亡阴——生脉散——人参、麦冬、五味子。

　　　　亡阳——通脉四逆汤、参附汤——干姜、
　　　　附子、人参。

【释难解疑】

升降散的配伍特点

本方以僵蚕为君,蝉蜕为臣,姜黄为佐,大黄为使,米酒为引,蜂蜜为导,六法具备。僵蚕味辛苦气薄,得天地清化之气,轻浮而升阳中之阳;蝉蜕气寒味咸且甘,为清虚之品,能祛风涤热;姜黄气味辛苦大寒,行气散郁辟疫;大黄大寒无毒,上下通行,能泻火;米酒性大热,味辛苦而甘,上行头面,下达足膝,外周毛孔,内通脏腑经络,驱逐邪气,无处不到;蜂蜜甘平,其性大凉,能清热润燥。全方合用,僵蚕、蝉蜕,升阳中之清阳;姜黄、大黄,降阴中之浊阴,一升一降,内外通和,内蕴之火毒可消。杨栗山用本方治疗"表里三焦大热,其证治不可名状者",推其为治温疫之总方。

【记忆小站】

温疫

温疫是指感受疫疠毒邪引起的一类急性外感热

病,以急骤起病,传变迅速,病情凶险,具有较强的传染性,并能引起流行为主要特征。

第二节 暑热疫

【重点直达】

掌握暑热疫常见证候的辨治方法。

1. 邪炽阳明的辨治

症状——壮热口渴,大汗出,舌苔黄燥,脉洪大而数。或身热烦渴,午后热甚,鼻如烟煤,腹满硬痛,通舌变黑起刺。

病机——暑热疠气燔灼于阳明气分。

治法——清热生津,或急下存阴。

方药——白虎汤或大承气汤——石膏、知母或大黄、芒硝、枳实、厚朴。

2. 气血两燔的辨治

症状——身大热,头痛如劈,两目昏瞀,或狂躁谵妄,口干咽痛,腰如被杖,骨节烦疼,或惊厥抽搐,或吐衄发斑,舌绛苔焦或生芒刺,脉浮大而数或沉数,或六脉沉细而数。

病机——暑热疫邪充斥内外,气血两燔。

治法——清气解毒凉血。

方药——清瘟败毒饮——生石膏、生地黄、黄连、犀角（用代用品）、栀子、桔梗、黄芩、知母、赤芍、连翘、生甘草、牡丹皮、鲜竹叶。

3. 热毒蔓延脏腑的辨治

症状——大热大渴，口开气粗，或绞肠痛绝，或头脑胀痛欲死，或口噤不言，或浑身发臭难闻，或猝然倒仆不省人事，腹满痛，便秘，双目直视，脉乱，舌干黑无苔，或红裂，或黑苔起刺有瓣状物，或舌有灰晕。

病机——脏腑实热已极，热毒传遍三阴。

治法——大剂苦寒清热解毒，泻下泄热救阴。

方药——十全苦寒救补汤——生石膏、知母、黄柏、黄芩、黄连、芒硝、大黄、厚朴、枳实、犀角。

【释难解疑】

清瘟败毒饮的配伍特点

清瘟败毒饮由白虎汤、凉膈散、黄连解毒汤及犀角地黄汤四方组合而成，具有诸方协同作用。方中石膏、知母大清阳明气热，清热保津；犀角、生地、玄参、丹皮、赤芍等清营凉血解毒；黄连、黄芩、栀子、连翘泻火解毒；竹叶清心除烦；桔梗载药上行，开宣肺气，畅达气机以促药力；甘草解毒利咽。诸药合用，清气解毒凉血，故名清瘟败毒饮。病情紧急者，可昼夜连续服用，使药力接续不断，直至热毒亢盛之势减退。余师愚将方中石膏、生地、黄连、犀角四味依病证轻重而有大、中、小用量的不同,以适应热毒内盛的不同证候。同时,强调重用石膏,体现"甚者先平"治疗思想,使诸经之火无不自安。

【记忆小站】

暑热疫

暑热疫是指由暑热疠气所引起的急性外感热病。其特点为初起即见热毒燔炽阳明,充斥表里、上下、内外,甚至卫气营血几个阶段证候并见,临床常见高热、头痛、身痛、斑疹、出血,甚至昏谵、痉厥等一派热毒极盛的表现。

第三节　湿热疫

【重点直达】

掌握湿热疫常见证候的辨治方法。

1. 邪遏膜原的辨治

症状——初始憎寒而后发热,后但热不寒,昼夜热,日晡益甚,头疼身痛,脉不浮不沉而数,舌苔白厚腻如积粉,舌质红绛。

病机——湿热疠气遏阻盘踞膜原。

治法——透达膜原,疏利化浊。

方药——达原饮——槟榔、厚朴、草果、知母、芍药、黄芩、甘草。

2. 清浊相干的辨治

症状——发热较重,即见暴吐暴泻,甚则呕吐如喷,吐出酸腐物,夹有食物残渣,泻下物热臭,呈黄水样,甚如米泔水,头身疼痛,烦渴,脘痞,腹中绞痛阵作,小便黄赤灼热,舌苔黄腻,脉濡数;甚或转筋,肢冷腹痛,目陷脉伏。

病机——湿热秽浊,直走中道,邪正清浊相干胃肠。

治法——芳香化浊,分利逐湿。

方药——燃照汤——酒黄芩、焦山栀、厚朴、佩兰、滑石、炒豆豉、制半夏、白蔻仁。

3. 疫困脾土的辨治

症状——大多起病缓慢,胁肋胀痛,脘痞腹胀,纳谷不馨,口不渴,身重乏力,便溏,或有发热,头痛,恶心呕吐,苔白腻。

病机——湿热疠气困遏脾土,水谷运化失司,气机升降失常。

治法——解毒辟秽,运脾渗利。

方药——胃苓汤——苍术、厚朴、陈皮、甘草、生姜、大枣、桂枝、白术、泽泻、茯苓、猪苓。

4. 正衰邪恋的辨治

症状——身热,口不渴,默默不语,神识不清,或胁下刺痛,或肢体时疼,脉数。

病机——疠气不得外泄,深入厥阴,络脉凝滞。

治法——扶正祛邪。

方药——吴氏三甲散——鳖甲、龟甲、穿山甲、蝉蜕、白僵蚕、牡蛎、䗪虫、白芍、当归、甘草。

【释难解疑】

达原饮的配伍特点

湿热疠气遏伏膜原,邪不在表,一般忌用汗散,尚未入里,又不宜苦泄。方中槟榔、厚朴、草果温运流畅气机,疏其郁滞,三味力专直达病所,促使疠气溃败,速离膜原;知母、芍药和营血而护阴;黄芩泄蕴热;甘草和中,共奏疏利透达之功效。

【记忆小站】

湿热疫

湿热疫是指由湿热疠气引起的急性外感热病,以夏季和热带多雨水地区多见。其特点为初起以疠气遏伏膜原的表现为主要证候,临床常见寒热交作,苔白厚腻如积粉等表现。

下○篇

第十二章　叶天士《温热论》

【重点直达】

掌握温病发生发展规律和辨治规律。掌握卫气营血辨证理论体系。

1. 温病证治总纲(原文 1)

病因——温邪。

感邪途径——上受——从口鼻而入。

初发病位——首先犯肺。

传变趋势
{
顺传——上焦肺卫之邪下传中焦阳明气分

逆传——肺卫之邪不得外解,不经阳明气分而直接内陷心包,造成病情在短期内急剧转化,病势重险。是相对于顺传而言
}

与伤寒治法的区别 $\left\{\begin{array}{l}伤寒初起——辛温解表 \\ 温病初起——辛凉解表\end{array}\right.$

2. 卫气营血病机的浅深层次(原文 8)

卫——温病初起邪在肺卫,病情轻浅

↓

气——继而入里传至气分,病情较重

↓

营——深入营分,病情更重

↓

血——最后陷入血分,则病情最重,病位最深

3. 卫气营血治则(原文 8)

卫——汗之可也——辛凉透达,透邪外出。忌用辛温或寒凉太过。

气——才可清气——清气法清气泄热,但不可早用。

营——透热转气——清营为主,伍用透泄,使营热透转气分而解。

血——凉血散血——凉血养阴,活血散血。

4. 温病邪在肺卫的治法(原文 2)

温病邪在肺卫:辛凉轻剂

$\left\{\begin{array}{l}夹风——透风于热外——薄荷、牛蒡子 \\ 夹湿——渗湿于热下——芦根、滑石\end{array}\right.$

5. 温病与伤寒传变的区别(原文2、3)

(1) 温热类温病与伤寒

伤寒——感受寒邪,寒为阴邪,其性凝滞——初起病邪常留恋在表,寒郁逐步化热入里而转化为里热证——需时较长。

温热——感受温邪,热变最速——初起邪热在表,传变迅速,可即刻入里,甚者逆传心包,致病情骤变——发展较快。

(2) 湿热类温病与伤寒

伤寒——伤寒初起留恋在表,然后化热入里,可传入少阳、阳明、三阴,病情多变。

湿热——湿热一证,因湿邪黏腻,转化较慢,其证在较长时间内往往无显著变化。

6. 温邪流连气分的治疗大法(原文6)

温邪流连气分——气分邪热既不外解,又未入营——邪未去而正未衰,邪正相持——治疗可通过战汗来透达邪气——"法宜益胃"——用轻清之品清气生津,宣展气机,并灌溉汤水,使能作汗,经过汗出,宣通腠理,使邪热随汗出透达于外。

7. 战汗的辨治(原文6)

◆ 临床表现——先全身战栗,甚或肢冷脉伏,战后不久,全身大汗。

◆ 病机——邪气流连气分已久,正气未虚,犹能奋起驱邪,邪正剧争所致。

◆ 转归
- 顺证——战后汗出热退,但见肢冷,倦卧不语,脉虚软和缓——暂时性阳虚,待阳气来复,自可恢复
- 脱证——战后脉疾,躁扰不卧,肢冷而仍汗出不止——正气大伤欲脱,预后不良
- 邪盛正虚——一战不解,或转而复热——需待一二日再作战汗而愈

◆ 护理——须保持环境安静,安舒静卧,利于阳气自复,万不可频繁呼唤,扰乱元神,不利于正气恢复。

8. 邪留三焦的辨治(原文7)

病因——湿热之邪。

病机——邪留三焦,则湿阻热郁,气机郁滞,水道不利。

症状——寒热起伏,胸满腹胀。

治法——分消走泄——杏、朴、苓或温胆汤宣上、畅中、渗下,使痰湿从上、中、下三焦分而消之。

转归
- 治疗得法,气机宣通,痰湿得化,分消祛邪而愈
- 可通过战汗,令邪与汗并,战汗驱邪而出
- 或通过转为寒热往来如疟状,逐渐外达而解
- 也可转为里结阳明证

9. 温病下法与伤寒下法的区别运用（原文 10）

	适应证	治　法	使用注意点
伤寒下法	阳明腑实证	下之宜猛，急下存阴	伤寒下法以见大便溏为腑实已尽，不可再下
温病下法	湿热结滞证	下之宜轻，轻法频下	湿性黏腻重浊，非能速化，可一下再下，必待大便转硬，为邪尽的标志，不可再下。"以粪燥为无湿矣"

10. 苦泄法与开泄法的区别运用（原文 11、12）

	苦　泄　法	开　泄　法
含义	指对湿热痰浊互结，主用苦寒泄降之品，因其入腹已近，以泄为顺	指对湿阻气滞者，当用轻苦微辛之品理气宣通化湿
适应证	湿热或痰热阻于胸脘，气机郁滞（湿已化热）	中焦湿阻气滞（湿未化热）
治法	苦寒清化泄降	轻苦微辛，流气化湿
药物	小陷胸汤或泻心汤	杏仁、蔻仁、橘皮、桔梗

11. 湿热致病特点及治疗大法（原文 9）

（1）湿热致病的地域特点：凡地势低平，气候潮湿之地域，均容易产生湿邪。

（2）湿热致病的演变特点

阳旺之体——湿邪多从热而化，病多归于阳明胃，转成热重湿轻证——后期容易化燥伤阴。

阴盛之人——阳气偏衰,痰湿素盛,邪多从湿而化,病多留恋太阴脾,转成湿重热轻证——后期容易寒化伤阳,湿盛阳微。

（3）治疗大法:清热利湿。

素体阳虚者——治疗时须顾护阳气,药用到十分之六七即止,以免寒凉过度,重伤阳气。

阴虚火旺者——治疗时须顾护津液,药用到十分之六七时,若见热减身凉,不可误认为是虚寒而骤然温补,以防炉烟虽熄,灰中有火。

12. 温邪陷入营血的主证与治法(原文 4)

（1）主证

心神不安,夜甚无寐——心主血属营,营血有热。

斑点隐隐——营热窜扰血络。

身热夜甚,时有谵语,舌绛,脉细数——营热内盛。

（2）治法

撤去气药——邪已入营,前之辛凉散风、甘淡祛湿法不宜继续使用。

清营凉血 ⎰从风热陷入者,加用竹叶之类透泄之品
泄热透斑 ⎱从湿热陷入者,加用花露之类芳化之品

$$
清火解毒 \begin{cases} 热盛化火成毒,锢结于里——治疗加金 \\ \quad 汁清火解毒 \\ 老人或素体虚寒,不耐金汁极凉之 \\ \quad 性——加人中黄清解热毒,以泄热外 \\ \quad 达,使斑疹得透 \end{cases}
$$

【释难解疑】

1. 战汗与脱汗的鉴别(原文6)

鉴别要点	战　汗	脱　汗
病机	邪退正虚	元气外脱
相同症状	大汗、肤冷、倦卧	
神志	神清安卧	神志不清、躁扰不安
脉象	脉静	脉急疾,甚或沉伏,或散大不还,或虚而结代

2. 邪留三焦与伤寒少阳证的鉴别(原文7)

鉴别要点	邪留三焦	伤寒少阳证
病机	湿热挟痰阻上、中、下三焦气机,一身气机不利	邪在半表半里,足少阳胆经枢机不利
相同症状	寒热交替	
临床表现	寒热起伏、胸满腹胀	寒热往来、胸胁苦满
治法	分消走泄	和解少阳

3. 温病救阴与通阳(原文 9)

◆ **热病救阴犹易**——温邪最易伤阴,故滋阴法于温病邪热渐退,阴液耗伤之时普遍使用,主以补阴,辅以退热,阴生则热退,热退津自复。

◆ **通阳最难**——通阳法只有在湿热性温病中才有运用的机会,因湿邪易阻遏阳气,清热化湿用药既不能过于寒凉,不利于清解湿邪,又不可过于温燥,以免助热伤津,寒温法度不易把握;且湿性黏腻,缠绵难解,难以速去。

◆ **救阴不在血,而在津与汗**——温病救阴的目的不完全只在滋补阴血,而在于生津养液与防止汗泄过多,损伤津液。

◆ **通阳不在温,而在利小便**——通阳并不是用热药温补或温通阳气,而在于温化湿邪,通利小便,湿邪得以从小便而去。

4. 斑出热不解的原因与治法(原文 5)

(1) 原因:邪热炽盛,耗伤胃津,津液不足,水不济火,水亏火旺所致。

(2) 治法:甘寒生津,兼清阳明

- 轻者——可予梨皮、蔗浆之类
- 重者——玉女煎两清气营,生津养阴

5. "先安未受邪之地"的含义(原文 5)

素体肾水不足之人,温邪最易乘虚深入下焦,劫烁肾阴。即可在未及下焦之时,治疗应予甘寒之剂中加入咸寒之品以滋肾阴,防患于未然,是控制病变发展的一种积极举措。

【记忆小站】

背诵原文标号第 1 至 10 条。

第十三章 薛生白《湿热病篇》

【重点直达】

掌握湿热病的病因、发病和病理演变的理论。熟悉湿热病邪在上、中、下三焦的辨证论治。熟悉湿热病后期善后调理的治法。

1. 湿热病提纲（原文 1）

◆ 病因——湿热病邪。

◆ 发病特点——内外湿相引为患——脾胃先伤，内湿停聚，复受外邪，内外相引。

◆ 病变部位——以中焦脾胃为病变中心

$\begin{cases} 中气实——病在阳明，热多湿少 \\ 中气虚——病在太阴，湿多热少 \end{cases}$

◆ 病机演变

$\begin{cases} 初起——湿困太阴、阳明之表 \\ 邪传中焦——湿热困阻脾胃，郁滞气机 \\ 邪入少阳——湿热困阻胆腑、三焦——干呕、耳聋 \\ 传入手足厥阴——湿浊蒙蔽心包、湿滞肝经动 \\ \quad 风——发痉、发厥 \end{cases}$

◆ 初起证候——始恶寒，后但热不寒，汗出胸痞，舌白，口渴，不欲饮。

◆ 与温病、伤寒的区别

　伤寒——寒邪束表,表现为太阳表寒证
　温病——温热类温病——初起表热或里热证候
　湿热——初起必见四肢倦怠,肌肉烦疼,胸闷脘
　　痞等脾胃病变

2. 湿热邪在卫表辨治(原文 2、3、21)

证候	症状	治法	方药
阴湿伤表 (湿未化热)	恶寒无汗,身重 头痛	芳香辛散, 芳化透邪	藿香、香薷、羌活、苍术皮、薄荷、牛蒡
阳湿伤表 (湿已化热)	恶寒发热,身重 关节疼痛,不为 汗解	芳香辛散, 渗湿泄热	桔梗、鲜荷叶、滑石、豆卷、茯苓、通草、苍术皮、藿香叶
暑湿郁表	胸痞,发热,肌肉 微痛,始终无汗	疏解肌表, 清利湿热	六一散、薄荷叶、泡汤调下

3. 邪在上焦辨治(原文 18、31)

证候	症状	治法	方药
湿热浊邪 蒙蔽上焦	壮热口渴,脘闷 懊侬,眼欲闭	清宣郁热,宣 气化湿	枳壳、桔梗、豆豉、山栀
暑湿之邪 犯于肺络	咳嗽昼夜不安, 甚至喘不得眠	祛暑化湿,泻 肺化痰	葶苈子、枇杷叶、六 一散等

4. 邪在中焦辨治(原文 8、10、12、13、37)

证候	症状	治法	方药
湿热阻遏膜原	寒热如疟	疏利透达膜原	柴胡、厚朴、槟榔、草果、藿香、苍术、半夏、干菖蒲、六一散
湿浊阻滞中焦	口渴,舌遍体白	辛开理气、燥化湿浊	厚朴、草果、半夏、干菖蒲
湿伏中焦,湿重于热	发热,汗出胸痞,口渴,舌白	宣气化湿	藿梗、蔻仁、杏仁、枳壳、桔梗、郁金、苍术、厚朴、半夏、干菖蒲、佩兰叶、六一散
湿渐化热,余湿犹滞	舌根白,舌尖红	清热与化湿并施	蔻仁、半夏、干菖蒲、大豆黄卷、连翘、绿豆衣、六一散
热重于湿	壮热口渴,自汗,脉洪大而长,胸痞,身重	清泄阳明胃热,兼化太阴脾湿	白虎加苍术汤

5. 邪在下焦辨治(原文 11、29)

证候	症状	治法	方药
湿流下焦,泌别失职	自利,溺赤,口渴	淡渗分利,通调水道	滑石、猪苓、茯苓、泽泻、萆薢、通草
湿热蕴阻下焦,卫阳暂亡	忽大汗出,手足冷,脉细如丝或绝,起坐自如,神清语亮	清热利湿,兼以固表、滋养阴液	茯苓、猪苓、泽泻、滑石、黄连、桂枝、黄芪皮、生地黄

6. 湿热病善后调理(原文 9、19、22、27、28)

证 候	症 状	治 法	方 药
余湿未尽,胃气未醒	脘中微闷,知饥不食	轻宣芳化,醒脾舒胃	藿香叶、薄荷叶、鲜荷叶、枇杷叶、佩兰叶、芦尖、冬瓜仁
余邪留滞经络	大势已退,唯口渴汗出,骨节痛	养阴而不碍湿,化湿而不伤阴	宜元米汤泡於术,隔一宿,去术煎饮
中气亏损,升降悖逆	吐下一时并至	轻补中虚,降逆和胃	生谷芽、莲心、扁豆、薏苡仁、半夏、甘草、茯苓等,属脾胃虚寒者,用理中汤
胆热内扰,神魂不安	目暝则惊悸梦惕	清泄胆经余邪,安神定惊	酒浸郁李仁、姜汁炒枣仁、猪胆皮
肺胃气阴两虚	恶候皆平,独神思不清,倦语不思食,溺数,唇齿干	滋养肺胃,益气养阴	人参、麦冬、石斛、木瓜、生甘草、生谷芽、鲜莲子

【释难解疑】

1.“阴湿”与“阳湿”

阴湿指湿遏卫阳之表证。湿本阴邪,其性近寒,但亦可从阳化热。湿未化热,湿重困遏卫阳,无热象者,称为阴湿,治当芳香辛散,透邪化湿。阳湿是指困遏卫阳之湿渐从热化,湿中蕴热,而有热象表现,故称为阳湿,治当芳化透利湿热。

2. 湿热病的"正局"与"变局"

正局指湿热病过程中的常见证候，主要为脾胃气分证候。变局则指湿热病邪引起的心、肝、肾等脏腑或营血分的病变。

3. 对"主客浑受"的理解

"主"指阴阳、气血、脏腑、血脉等，也包括了患者体质虚弱或患慢性病证，导致精气亏耗，或气滞，或血瘀，或津停等内在的病理基础；所谓"客"是指暑湿病邪。"主客浑受"即为暑湿病邪久留，乘精血正气亏耗衰微而深入阴分和血脉之中，并与瘀滞之气血互结，胶固难解，形成络脉凝瘀之顽疾。

【记忆小站】

背诵原文标号第 1、2、3、8、9、10、11、13 条。

第十四章　吴鞠通《温病条辨》选

【重点直达】

掌握温病三焦辨证理论及其传变规律。掌握温病三焦主要证候类型及其治法。

1. 温病的概念及范围（上焦篇 1）

温病是多种外感热病的总称，包括以下 9 种外感热病。

◆ 风温——为初春感受风热，先犯于肺卫，以肺卫表热证为主的温病。

◆ 温热——是在春末夏初，阳热之气弛张，气候由温转热，感受温热病邪，以里热证为主的温病。

◆ 温疫——是感受了疫疠之气，这种疫疠之气每兼夹有秽浊，在发病后，可以相互传染而造成流行的温病。

◆ 温毒——由于温邪之中夹有毒邪，故患病后，可致头面肿大，或咽喉肿痛腐烂，或皮肤红肿发斑等局部热毒见症的温病。

◆ 暑温——盛夏时节感受暑热病邪，初起以暑热盛于阳明的证候为主要表现的温病。

◆ 湿温——在夏末秋初的长夏季节，因天暑下迫，地湿上蒸,感受了湿热病邪,初起以湿象偏盛为主要表现的温病。

◆ 秋燥——秋季天高气爽,气候干燥的情况下,感受了燥邪而引起的温病。

◆ 冬温——冬季气候应寒反暖,阳气不能潜藏,形成风热病邪,而引起与风温表现相似的温病。

◆ 温疟——人体的阴气先已耗伤,在夏季又感受了暑邪,主要表现为阳热亢盛特点的一种疟疾。

2. 温病三焦治则(卷四·杂说)

治　则	释　　　　义
治上焦如羽 (非轻不举)	"羽"意为轻,邪在上焦肺卫,病位较浅,病情较轻,治疗上焦病证所用药物宜选轻清宣透方药为主,不能用过于苦寒沉降之品,以免药过病所。同时,用药剂量也宜轻,煎药时间也宜较短,均体现了"轻"的特点
治中焦如衡 (非平不安)	"衡"指秤杆,意为平,即治疗中焦病证,必须平定邪势之盛,使机体阴阳归于平衡。此外,对于湿热之邪在中焦者,应根据湿与热之孰轻孰重而予清热化湿之法,不能单治一边,也体现了"平"的特点
治下焦如权 (非重不沉)	"权"指秤砣,意为重,即治疗下焦病证,所用药物以重镇滋填厚味之品为主,使之直入下焦滋补肾阴,或用介类重镇之品以平息肝风,这些都体现了"重"的特点

3. 上焦温病辨治

(1) 上焦温热类温病辨治(上焦篇 4、6、7、11、15)

证　候	症　状	治　法	代表方
太阴温病,邪犯肺卫	但热不恶寒而渴,证之临床当为发热重,恶寒轻,口微渴	辛凉解表	辛凉平剂银翘散
初起邪犯肺卫,以咳为主症	但咳,身不甚热,微渴者	宣肺止咳	辛凉轻剂桑菊饮
邪入气分,肺胃热盛	脉浮洪,舌黄渴甚,大汗,面赤恶热	辛寒清气	辛凉重剂白虎汤
手太阴温病邪入营分	寸脉大,舌绛而干,反不渴者	清营泄热	清营汤去黄连
太阴温病深入血分	血从上溢	宣肺泄热,凉血解毒	犀角地黄汤合银翘散

(2)上焦暑温病辨治(上焦篇 26、30、33、34)

证　候		症　状	治　法	代表方
暑伤气分	暑入阳明	汗不止,烦渴而喘,脉洪大有力	辛寒清气	白虎汤
	兼有气虚	兼脉洪大而芤	兼以益气生津	白虎加人参汤
	兼有湿邪	兼身重	兼以燥湿	白虎加苍术汤
	津气欲脱	汗多脉散大,喘喝欲脱	益气生津固脱	生脉散

证　候	症　状	治　法	代表方
暑温营分证	脉虚夜寐不安,烦渴舌赤,时有谵语,目常开不闭,或喜闭不开	清泄营热	清营汤
小儿暑痫	小儿暑温,身热,卒然痉厥	清泄营热,开窍息风	清营汤,少与紫雪丹
成人暑痫	手足瘈疭	清泄营热,凉肝息风	清营汤加钩藤、丹皮、羚羊角、紫雪丹

（3）上焦湿热病辨治(上焦篇 43)

主证——头痛恶寒,身重疼痛,面色淡黄,胸闷不饥,午后身热较著,舌苔白腻,口不渴,脉弦细而濡等。

治法——芳香宣气化湿。

方药——三仁汤——肺主一身之气,肺气得开,气机得宣,则湿邪可化。

（4）上焦秋燥辨治(上焦篇 56、57)

证　候	症　状	治　法	代表方
燥伤肺胃阴液	或热或咳	滋养肺胃阴液,清解余热	沙参麦冬汤
燥热化火,清窍不利	耳鸣,目赤,龈肿,咽痛等	辛凉清宣上焦燥火	翘荷汤

4. 中焦温病辨治

（1）中焦温热类温病辨治（中焦篇 1、11、12、19、20、29）

证 候	症 状		治 法	代表方
阳明经证	面目俱赤,语声重浊,呼吸俱粗,大便闭,小便涩,舌苔老黄;甚则黑有芒刺,但恶热,不恶寒,日晡益甚	脉浮洪躁甚	辛寒清气	白虎汤
阳明腑证		脉体反小而实	苦寒攻下	大承气汤
阳明温病热结阴亏	无上焦证,数日不大便		当下之	素体阴虚者,增液汤主之。大便不下,合调胃承气汤
阳明温病下后汗出伤阴	下后汗出		补益胃阴	益胃汤
阳明温病邪入营血	舌黄燥,肉色绛,不渴		清营泄热,滋养营阴	清营汤
阳明胃热郁结,兼夹秽浊	干呕口苦而渴,尚未可下		苦辛并用,开郁化浊	黄连黄芩汤
热盛阴伤	无汗,实证未剧,小便不利		甘苦合化,养阴清热	冬地三黄汤

（2）阳明温病腑实兼证证治（中焦篇 17）

证　候		症　状	治　法	代表方
兼正虚	下之不通	正虚不能运药	扶正祛邪	新加黄龙汤
兼肺热		喘促不宁，痰涎壅滞，右寸实大	宣肺攻下	宣白承气汤
兼小肠热盛		左尺牢坚，小便赤痛，时烦渴甚	通大肠之秘，泄小肠之热	导赤承气汤
兼窍闭		神昏舌短，内窍不通，饮不解渴	清心开窍，通腑泄热	牛黄承气汤
兼阴液亏损		津液不足，无水舟停	滋阴通便	间服增液汤，再不下者，服增液承气汤

（3）中焦湿热病辨治（中焦篇 41、58、63）

证　候		主　证	治　法	代表方
暑湿蔓延三焦	邪在气分	舌滑微黄	清热化湿宣气	三石汤
	邪入营分	邪气久留，舌绛苔少	清营泄热	加味清宫汤
	热闭内窍	神识不清	清心营而开窍	先予紫雪丹，再予清宫汤
湿阻脾胃		脘连腹胀，大便不爽	疏化中焦湿浊，升降脾胃之气	一加减正气散

证候	主证	治法	代表方
湿热蕴阻中焦，外滞经络	脉缓身痛，舌淡黄而滑，渴不多饮，或竟不渴，汗出热解，继而复热	清热化湿	黄芩滑石汤

5. 下焦温病辨治（下焦篇 1、11、12、13、14、15、16、36）

证候	症状	治法	代表方
耗伤真阴	脉虚大，手足心热甚于手足背	滋养肾阴	加减复脉汤
阴虚火旺	心中烦，不得卧	泻心火，滋肾水	黄连阿胶汤
邪留阴分	夜热早凉，热退无汗，能食形瘦	滋养营阴，清热透邪	青蒿鳖甲汤
痉厥将作	脉沉数，舌干齿黑，手指但觉蠕动	育阴潜阳息风	二甲复脉汤
虚风内动	脉细促，心中憺憺大动，甚则心中痛	滋阴潜镇	三甲复脉汤
阴虚风动欲脱	神倦瘛疭，脉气虚弱，舌绛苔少，时时欲脱	滋阴息风	大定风珠
暑热深入少阴、厥阴	消渴、麻痹	清热滋阴	连梅汤
	心热烦躁神迷甚	先予开窍，再予清热滋阴	先予紫雪丹，再予连梅汤

【释难解疑】

1. 白虎汤运用的"四禁"(上焦篇 9)

禁忌证候	病 机
脉浮弦而细者	脉浮,邪在表;脉弦,邪在半表半里;脉细,正气亏虚
脉沉者	沉而有力,多见于阳明腑实;沉而无力,多肝肾真阴耗竭
不渴者	里热不甚,津伤不显
汗不出者	热势未盛于表里内外

2. 温病忌汗(上焦篇 16)

太阴温病——误用辛温发汗——变证

斑——凉血解毒化斑——化斑汤

疹——清营凉血,解毒透疹——银翘散去豆豉,
加细生地、丹皮、大青叶,倍玄参方

神昏谵语——清心开窍——清宫汤、牛黄丸、紫
雪丹、局方至宝丹

3. 湿温初起治禁(上焦篇 43)

◆ 禁汗——汗之则神昏耳聋,甚则目瞑不欲
言——耗伤心阳,湿浊蒸腾上蒙心窍,闭塞头面清窍。

◆ 禁下——下之则洞泄——伤脾阳,中阳受损,致
脾气下陷,脾运失职。

◆ 禁润——润之则病深不解——致湿邪锢结难

解,病情更加缠绵难愈。

4. 中焦温病治禁(中焦篇 23、30、31)

(1) 斑疹治禁

禁升提——辛温之剂发散透疹——升提则衄,或厥,或呛咳,或昏痉。

禁壅补——补益之剂——壅补则瞀乱。

(2) 淡渗之禁:温病小便不利——热盛耗伤阴液所致——禁淡渗利尿,忌五苓、八正辈。

(3) 苦寒之禁:温病过程中出现燥热——不可单用苦寒——防止苦燥伤阴——当"甘苦合化"。

5. 下焦温病治禁(下焦篇 17)

◆ 大定风珠、加减复脉汤——填补真阴之剂——邪热尚盛者禁用。

◆ 黄连阿胶汤——滋水清心之剂——火热之象不著者禁用。

◆ 青蒿鳖甲汤——清虚热之剂——肾阴大虚而虚风内动者禁用。

【记忆小站】

背诵原文:上焦篇第 1、2、4、22、43 条;中焦篇第 1、17、63 条;下焦篇第 1 条及治病法论。